40歳からの
ストレッチヨーガ

健康で快適な体を手に入れる
ミドルエイジ向き
優しいフィットネス

ジュリエット・ペグラム 著
田嶋 怜 訳

ガイアブックスは
地球(ガイア)の自然環境を守ると同時に
心と体内の自然を保つべく
"ナチュラルライフ"を提唱していきます。

年齢は人を愚かにも賢くもする。

愚かとは、歳(とし)を重ねて尚、

加齢に恨みを募らせること：

歳(とし)を重ねたくないと願うことである。

ヨーガは、その心を取り払い、

智恵と平安をもたらすことができる。

グルムク・カウル・カルサ

৩

ヨーガは自己改善のためのものではない。

自己を受け入れるためのものである。

グルムク・カウル・カルサ

著者謝辞
辛抱強くその智恵を分けて下さったご親切な師の皆さまと、ヨーガの実践を通して幸福と自由を追求しているすべての皆さまに感謝申し上げます。
ジュリエット・ペグラムのご連絡先：julietpegrum@mahamudrayoga.com

Published in 2006 by Sterling Publishing Co., Inc.

First published in 2005 by Cico Books Ltd
Copyright © Cico Books 2005

The right of Juliet Pegrum to be identified as author of this text has been asserted
by her in accordance with the Copyright, Designs and Patents Act of 1988.

All rights reserved. No part of this publication may be reproduced, stored in or introduced into a retrieval system,
or transmitted in any form or by any means, electronic, mechanical, photocopying, recording or otherwise,
without the prior written permission of the copyright holder and publisher.

Project editor: Mary Lambert
Photography: Geoff Dann

健康に関する重要な注記
本書でご紹介している情報や著者の意見は、資格を持つ医療の専門家による治療の代用ではないことにご注意下さい。何らかの病気の症状で苦しんでいる場合、あるいは、健康面でご心配をお持ちの場合は、始める前に医師にご相談下さい。

目 次

はじめに 6
 食生活／アーサナ／思考のパターン／ヨーガと呼吸

第 1 章
支えを利用して行う動作 24
 ブロック／長枕／バックアーチ／紐／毛布／椅子／壁

第 2 章
関節を健やかに維持する 46
 首の側面ストレッチ／頭の向きを変える／肘を曲げる／猫のポーズ／
 鷲のポーズ／太陽礼拝のポーズ

第 3 章
立位のポーズ 58
 山のポーズ／立体の体側ストレッチ／強力なポーズ／半月のポーズ／
 戦士のポーズ／木のポーズ

第 4 章
骨盤を開くポーズ 74
 枝のポーズ／英雄のポーズ／賢者のポーズ／赤ちゃんを揺らすポーズ／
 半蓮華座のポーズ

第 5 章
後ろに反るポーズ 88
 コブラのポーズ／イナゴのポーズ／らくだのポーズ／おじぎのポーズ／
 橋のポーズ／車輪のポーズ

第 6 章
倒立のポーズ 98
 下を向く犬のポーズ／肩立ちのポーズ／赤ちゃんの三角倒立／子供のポーズ

第 7 章
軽い疾患ためのアーサナ 108
 目／足／関節炎の諸症状の緩和／心臓疾患の諸症状を助ける／
 更年期の体のバランスを再構築すること／骨粗鬆症

用語解説 126

索引 126

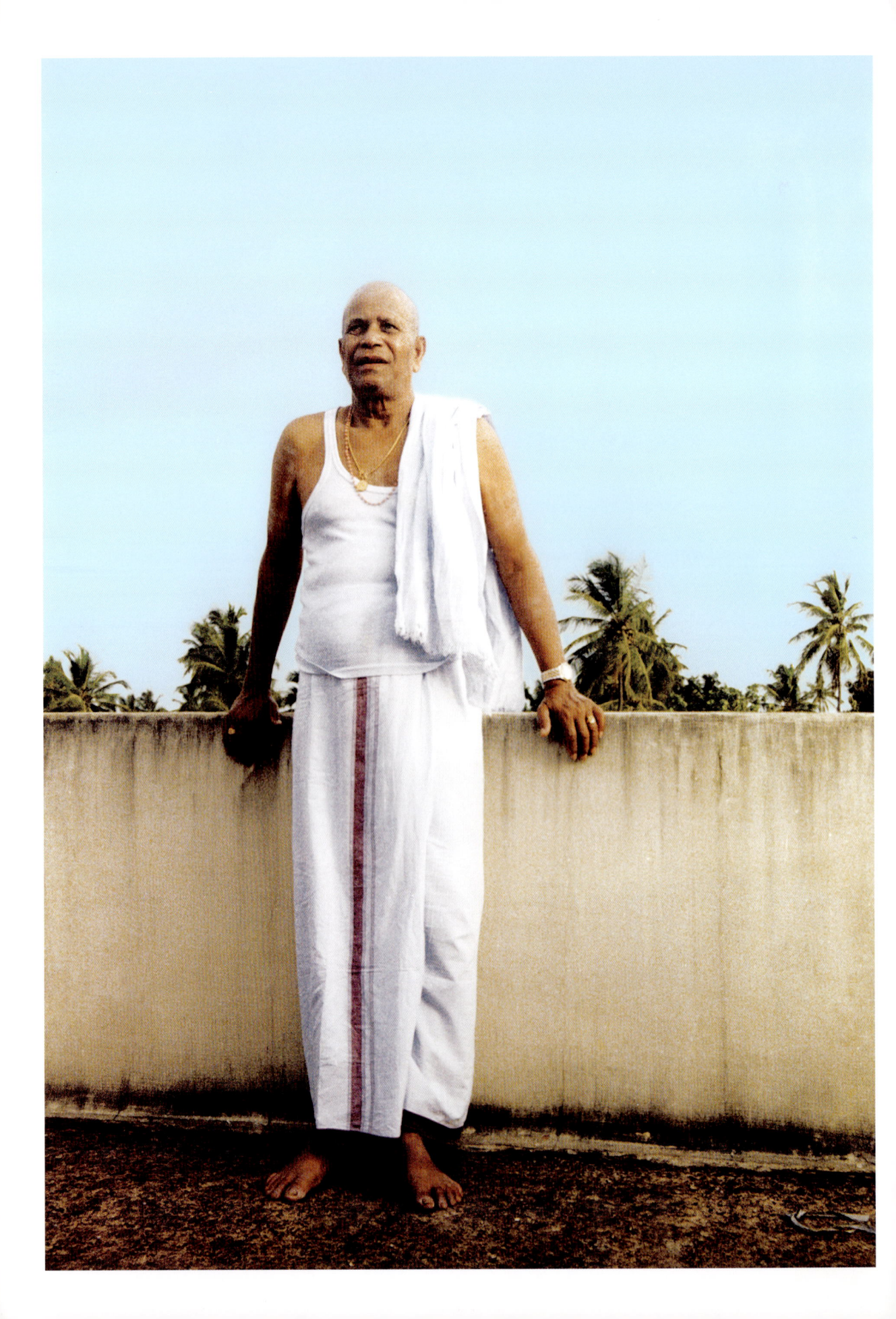

はじめに

　永遠の若さと活力を手に入れることを、世界中の科学者と哲学者が探求して来ました。美容整形手術、負担の多いエクササイズ、ホルモン補充療法が、時に悲惨な副作用を伴うものの、今のところの数少ない回答です。ヨーガは、自然に上品に年齢を重ねられるように、病気の予防を目的とする心身一体の全体的なアプローチです。

　本書は、すべてが着実に低下していくプロセスと考えられている従来の加齢のパターンを受け入れることなく、ヨーガの実践を通して、体力的にも精神的にもさらに大きな可能性を探求している方々を励ますために、企画されました。ヨーガの伝統によると、50歳という年齢は、身体と精神を作り上げる理想の時です。その年齢になると、子供たちが成長し、心は自然にますます内面を見つめるようになっていますし、ヨーガの勉強や実践に使える時間も充分に取れるからです。人には生来、探求したいという本能がありますが、ヨーガは、身体の内部構造を探求するには、申し分のないフォーラムなのです。

ヨーガと長寿

　数千年前、インドに生きていたヨーガの行者たちは、長寿の秘密を解き明かしました。ヨーガとは、ある対象に対して、心にくびきをかける、あるいは心を結び、心と繋がり、その本質的な性質を理解することを意味しています。ヨーガの行者たちの選んだ対象は、人間の身体でした。行者たちは、身体の働きをさらに理解するために、消化、吸収、排泄、呼吸のような、身体と心の内的な働きを、真剣に、熱心に研究しました。そうするうちに、行者自らが行者の尊師になりました；クリシュナマチャルヤのような有名な行者は、意のままに自由自在に心拍を停めることができました。インドラ・デヴィ、B.K.S.アイアンガー、クリシュナマチャルヤ、シュリー・パッタビ・ジョイス師のように、世界的に有名な多くの行者たちは、80才代、90才代、100才代になっても、その年代では不可能だと思われる、複雑でショッキングなポーズを行って、ヨーガを実践し、教えることを続けています。

　ヨーガは、単なるエクササイズのシリーズではなく、ライフスタイルです。老年学の学者は、最近では、生物学的な年齢が、ライフスタイル次第で、加速もペースダウンも、減速も可能だと断定しています。身体に良い食事、定期的な運動、人生に対する前向きな姿勢が、高血圧、筋肉量の低下、骨が脆くなること、体脂肪の増加のような、従来の加齢の徴候を10年遅らせることを可能にすることが分かったのです。加齢のプロセスのペースダウンは、生活習慣に注意することから始まります。食事を改善し、ヨーガを通して健康維持に努めることを日常的な習慣にすると、体力が付き、柔軟性が強化されて、活力も溢れ、生活面の姿勢も前向きになると思われます。

　ヨーガの理論的枠組みのひとつは、「人は脊柱と共に老いる」ということです。脊柱が丸くなる、あるいは、脊柱が曲がることは、老化のサインのひとつです。老化は往々にして、座って過ごす生活によって加速されます。姿勢が悪いと、消化器を圧迫し、呼吸を妨げ、身体のシステム全体に影響します。ヨーガのポーズは、脊椎の健全な状態をさらに延長して維持し、習慣になった悪い姿勢を正すように考えられています。また、年齢が進むに連れて、筋肉を構成する長繊維を横断して結合組織の形成が始まります。それが原因になって、筋肉は短く、硬くなり、動脈に影響します。毎日行うヨーガのアーサナの、筋肉ストレッチは、筋肉をしなやかに若々しく柔軟に保ち、結合組織をほぐしてくれます。

心の医術としてのヨーガ

　物理的な身体の保持と同じように、ヨーガは身体エネルギーを認識し、そのエネルギーに配慮しています（10頁参照）。ヨーガの理念によると、健康を実感するのは、身体を通過するプラーナ、あるいは、エネルギーのスムーズな流れのある時です。呼吸のエクササイズと冥想のエクササイズを組み合わせたアーサナは、身体を通過するエネルギーの自由な流れを促進させ、一生を通して、より大きなヴァイタリティがもたらされるように考案されています；ヨーガで、若くなれるのです。

　考え方は、身体のエネルギーの流れに影響します。人生の流れを意識するようになること、変化をありのままに丸ごと受け入れ、変化の起こる一瞬一瞬に意識を集中させ、やがて忘れるように、ヨーガは、私たちを促してくれます。人体は、それ自体が、7年のサイクルで全身のすべての細胞が新しく入れ替わるまで、一瞬毎に変化しています。ヨーガでは、心が凝り固まって融通が利かなくなればなるほど、身体も硬くなると信じられています。心が若々しい人は、オープンで適応性に富んでいます。それは、身体の柔軟性の自然な反映です。体内を流れる活力は、止むことなく流れる渓

流に似ています。生命の力は常に存在し、不滅のものだと言われています。ヨーガの行者は、老齢や病気、体力の衰えなどに主眼を置いて、心身で自分自身を認識することではなく、生命の力を意識することに重きを置いています。ヨーガは、人生で直面するすべての局面に、平静に、しかし、勇気を持って立ち向かうように促し、今、私たちがある状態、その地点からスタートするように後押ししてくれるものです。

読者の皆さまに本書の概要

ヨーガは、身体と心と魂に大きな調和をもたらす、現代に通じる不朽の修練です。本書は、まばゆいほどの健康や安寧を得るための、ポーズや呼吸のエクササイズ、冥想を収め、ヨーガを身体で実践するためのご案内をしています。ヨーガの素晴らしさは、年齢や身体能力に関係なく、誰にでもできることです。ヨーガを始めて数年経つと、40才代の時よりスタイルが良くなったと、熟年過ぎてからヨーガの生徒になられた多くの方が報告しています。

第一章では、いろいろな支えを利用して行う、体中の関節を温めてしなやかにする簡単なエクササイズと、緊張することなくヨーガのメリットを体験できるように、楽にポーズを取れるようにしたエクササイズのヴァリエーションをご紹介しています。

軽い疾患のためのアーサナ（108～124頁）では、足の柔軟性を改善するアーサナから、心臓疾患や関節炎、更年期障害に役立つアーサナまで、特定の症状に適切なポーズをご案内しています。一般的なトレーニングは、日課のご案内として収めました――毎日20分の実践が、自発性や楽しさ、幸福感などの感覚をたらしてくれるはずです。

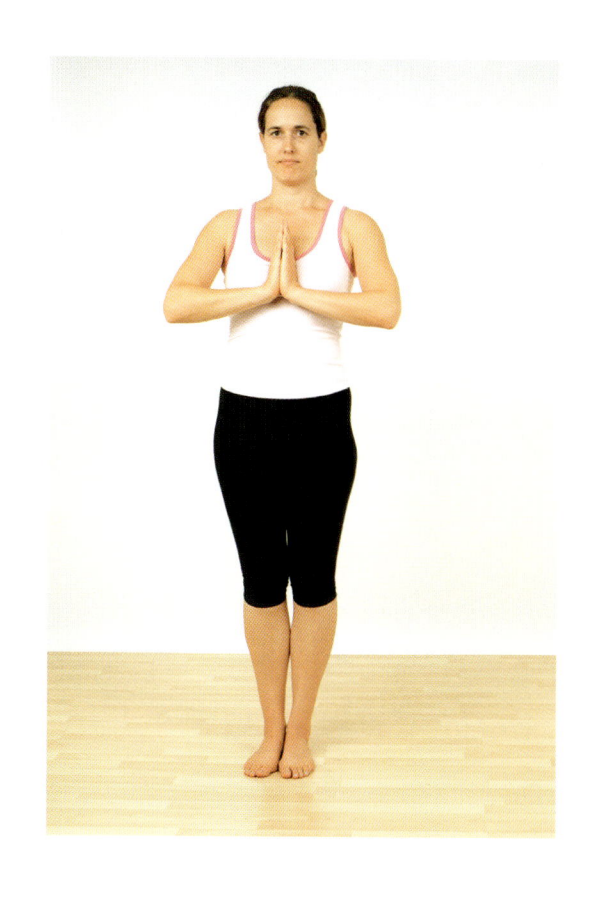

食生活

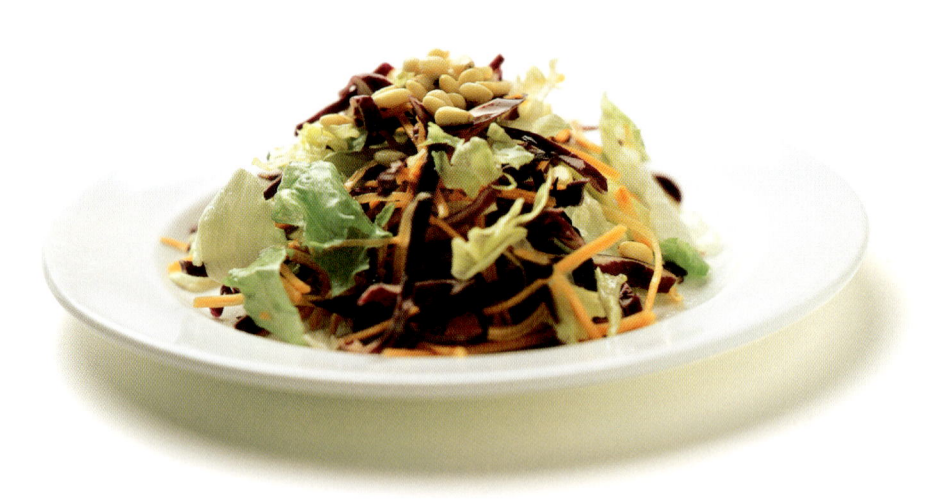

ヨーガは、単にエクササイズの組み合わせに留まるものではありません：適切な食習慣まで包含する完璧な生活様式なのです。「寿命、顔色、活力、良好な健康状態、情熱、ふくよかさ、ほてり、生命力のエッセンス、輝き、熱、電気（プラーナ）は、主たるものが〈胃の熱〉である体内の発熱プロセスに由来する」と、『チャラカ・サンヒタ』（the Charaka Samhita）に記されています。胃の熱は、身体のあらゆる代謝因子のなかの王様だと考えられています。胃の熱を適切にメンテナンスすることこそ、長寿と活力の源になると言われています。胃の熱を守るために、二つの大切な要因：何を食べるか、どのようにして食べるか；があります。

何を食べるか

現在では、食べ物が、良好な健康状態を長く維持するために最も重要な要素のひとつとして認識されています。砂糖や動物性脂肪、ナトリウムが多く、繊維の少ない、好ましくない食事は、健康には悲惨な結果をもたらします。現在では、医師も、心臓疾患や癌、糖尿病を含む慢性的な疾患の大きな要因が、質の悪い食習慣に起因すると考えています。肥満も、総体的に健康に影響します——アメリカでは、成人のほぼ40%が太り過ぎです。

ヨーガの行者の食事

ヨーガの行者の食事への取り組みは、常識に基づいています。古代の行者たちは、食べ物には、食物の栄養素に良く似たプラーナと呼ばれる生命力のエッセンスがあり、それが、生命を守るエッセンスだと認識していました。最高度のプラーナを有する食べ物は、例えば、木から直接もぎとったリンゴのように、天然自然そのままの様態に最も近いものです。パック詰めにされて、少しの間、スーパーの棚に置かれたリンゴは活力を欠いていますから、その後、家庭に持って行って料理されたら、さ

らに活力を欠くことになります。加工食品の場合は、栄養素の90％が加工中に失われています。加工食品だけの食事をすると、たっぷり食べても、すぐに空腹感を感じることが多い理由が、そこにあります。ヨーガの行者が好んだのは、果物、野菜、全粒粉、木の実、少量の乳製品など、自然のまま、加工されていない栄養豊かな食事です。発芽粒子は、でんぷんとして特に栄養価が高く、芽を食べると、たんぱく質が栄養素に変り、摂取後は、やがて、血流に難なく移行されます。

　ヨーガの行者たちは、肉を食べることを避ける傾向にあります。行者たちが命のあるものを守ることを信念にしていることと、肉をほとんど栄養価のないものと考えていることがその理由です（動物は草から栄養を吸収するので、動物を食べることは、プラーナの源の第一のものではなく、むしろ第二義的なものを食べることと考えられています）。また、行者たちは、軽食で消化に良い食べ物を好みますが、肉は、分解処理されるまでに時間がかかることも、その一因です。

　とはいえ、ヨーガでは、人は個々それぞれ特有の状態にあり、最適な健康状態を維持するためには、様々な食べ物の組み合わせを必要としていることも理解されています。自分の体のタイプに合う食べ物は、心が軽やかでエネルギッシュなことを実感させ、便通も規則正しく楽なものにしてくれるはずです。

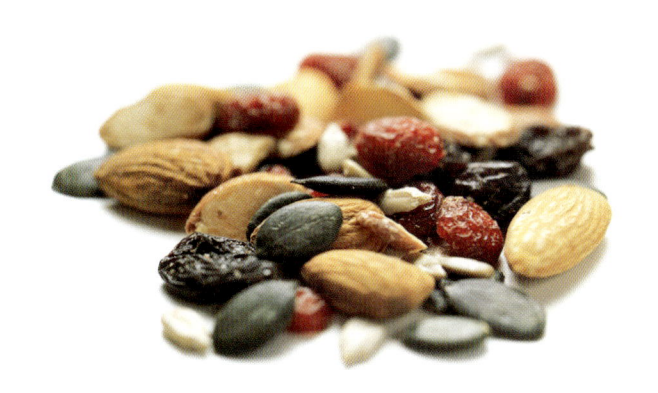

優れた消化力

　優れた消化力こそ、若さと健康を維持する重要な要素である、と、ヨーガの体系では認識されています。心が清明に澄むことは、真っ直ぐ伸びた脊柱と綺麗な結腸：大腸の主要部分：の賜物である、というインドの諺があります。代替医療を施す専門家の多くもまた、ほとんどの慢性疾患が結腸から発症する、と、語っています。過敏性腸症候群のような、便秘その他の腸関連の病気は、熟年以後の世代に最も多い一般的な疾患です。毒素や未消化の食物、老廃物などを体内に蓄積することを、インド哲学の用語ではアンマ（Amma）と言い、ネバネバした粘液として説明されています。この粘液が循環の経路を塞ぎ、過敏性腸疾患、重苦しさ、倦怠感、口臭、関節痛などを誘因すると言われています。アンマは、少しずつ体に侵入し、破滅に導く毒薬のようなものと考えられています。化学的に見て、こってりした食べ物や即席食品は、消化吸収数が難しく、文字通り、身体を重く圧迫し、消化器系に害をおよぼします。

　消化器系を効率的に維持するために、ヨーガでは、健康に良い食事を少量だけ食べるようにアドバイスしています。胃にもたれるような食事をして身体に負担がかかり過ぎると、食べ物を処理して消化吸収するために莫大なエネルギーが必要になり、それが、明晰にものごとを考えるエネルギーや活発に体を動かすエネルギーを奪ってしまいます。こってりした食事をした後で、しばしば、頭の回転が鈍くなったように感じたり、眠くなったりするのは、このためです。胃にもたれる食事を3回するより、2、3時間おきにちょっとした軽いものを食べるほうが、はるかに良いことです。加えて、年齢が進むと、新陳代謝のペースが落ちて来ます。食習慣を変えることではなく、食べ物の量を減らすことが必要になります。代謝作用が特にペースダウンして鈍くなっているようでしたら、断食と腸内洗浄の両方を行うことお薦めします。

水

　食事から次の食事の間に水分を多めに摂取することをお勧めします。水は、消化器系の水分補給に加え、腎臓を活性化し、細胞の働きを支えて皺の軽減を促します。また、毒素の排泄にも役立ちます。

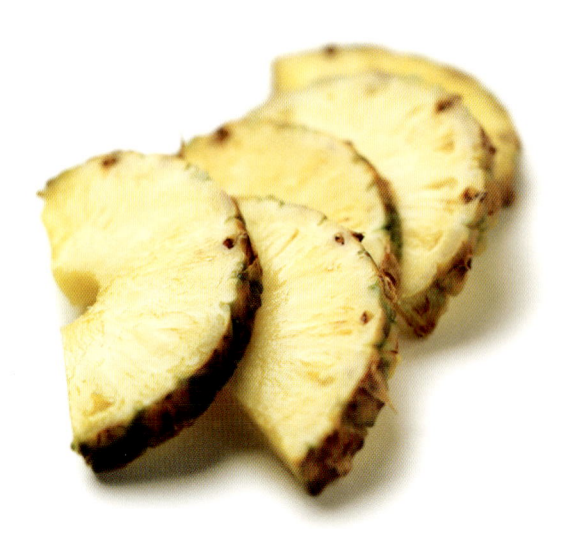

食べ方

　食べることとは、正確に言えば、どのようにして食べるか、どこで食べるかの両者を含むことです。食事中は、ゆったり心を落ち着けてリラックスしていることも大切です。慌ただしく時間に追われる現代社会では、移動中に食事を取ったり、急いで食事を済まさなければならないことも度々です。ランチタイムはどんどん短くなり、気がつくとパソコンの前で食事中、といったこともよくあります。急いで食事をすると、食べ物を充分噛まないことになります。栄養を口から摂取するのですから、よく噛むことが大切ですが、よく噛まないために、食べ物の恩恵を最大限に吸収できなくなっています。

　健康に良い食事だからといって、うんざりするような、あるいは無味乾燥な食事にする必要はありません。エネルギッシュになったと実感できる食事の仕方ができるようになると、それまでの食事の仕方は、もはや魅力のないものになることでしょう。ヨーガの実践が体の求めるものを変え、いつしか自然に、即席食品には体が拒否反応を示すことに気づかされます。

　日頃からのポーズの実践が、消化を助けます。ヨーガのアーサナの多くは、結腸と腸に穏やかに圧力をかけ、過剰ガスを除去して消化作用を促進するように考案されています。

良い姿勢

　姿勢は大切なものです：背筋を真っ直ぐに伸ばして椅子に直立に座ることは、ヴィクトリア朝時代の悩みの種だったと言われていますが、それだけではありません。だらけた姿勢の時は、「胃の熱」が圧迫され、消化に必須の呼吸も制限されて、消化吸収の働きも困難になります。それが体内に毒素を蓄積する誘因になります。食後は、テレビの前でだらしなく座ったり、すぐ寝に行ったりしないで、少しの距離をゆっくり散歩することが望ましいのは、そういう理由からです。直立の姿勢が、体のメカニズムを助けるのです。

ヨーガは、大食漢のためのものでもなく、無条件に断食する者のためのものでもない。

『バガヴァッド・ギータ』第6章16
（『バガヴァッド・ギータ』は、ヒンドゥー教徒の座右の聖典とされる宗教叙事詩：訳者注）

12 Ageless Yoga

アーサナ

アーサナは、ヨーガの様々なポーズの総称です。ヨーガのアーサナには、前屈、後ろに反る、ひねり、バランスを取る、倒立などのポーズが含まれています。それぞれのポーズが、筋肉を調整すると共に、体内に蓄積された毒素の除去を促します。蓄積される毒素こそ、関節をこわばらせる原因です。ポーズを実践すると、酸素と滋養に富んだ血液が、体中に送られて、体中に滋養を与えることになります。アーサナは、消化を助け、血液の循環を改善します。その上、集中力を高め、免疫系を向上させて、自然に、体力と活力を増強させます。

調和を見つけること

若くても老いていても、病にあっても、ものぐさや怠惰を克服できれば、ヨーガの修練を上手に乗り切ることができる、と、『ヨーガ・スートラ』に記されいます。人間は習慣的な生き物ですから、歳を取れば取るほど、マイナスになることと分かっていても、それまでの習慣を変えたり、止めたりすることは、難しくなります。ヨーガをスタートすることそれ自体が、乗り越えなければならない最も難しいハードルのひとつになる場合もあるでしょう。特に、長い間運動をしていなかったり、体のどこかに痛みを抱えていたら、尚のことです。ヨーガの実践をスタートするまでに体を鍛えて丈夫にしておかなければならない、と思い込んでいる人も多いのですが、ヨーガの素晴らしさは、どんな人にも例外なく利用できることです。支えになるものを利用して、必要なポーズを取り入れれば良いのです。ヨーガは、人生の変遷に連れて心身も変容することを学ぶことでもありますから、変化のすべてを丸ごと受け入れています。体の動きは身に付いた習慣的な動作のパターンに従うため、始めは、ポーズを取ることが難しく感じられると思います。が、ポーズの実践が習慣的な動作のパターンを砕くことになり、脳内の、新しい神経と、筋肉に関連する神経筋経路を、目覚めさせるのです；その進歩は、体がふっきれて良く体を動かせるようになったと実感して、経験することになります。定期的にヨーガを行うに連れて、ポーズは安定し、心地良いものになっていきます。アーサナとは、まさに、安定した心地良いポーズという意味です。

体は、多様で複雑な方法で動くように組み立てられています。体の動く可能性がどれほど多岐の範囲にわたれるものかを正しく評価するとすれば、バレリーナの美しさと優雅さを見るだけでも分かることと思います。しかし、現代生活はどんどん細切れにされて、動く範囲も絶えず蝕まれています。朝は、柔らかいマットレスや蒲団から起き上がり、昼間はデスクワークで座って過ごし、やがて、クッションの良いソファーの上で過ごす夜がやって来ます。長時間のコンピューター作業が原因の、手根管症候群のような、新奇の損傷は、限られた反復運動による損傷であることが明らかになっています。

ヨーガの実践は、物理的な体を調節するだけでなく、意識の改善も促します。ヨーガの実践で要求される、意識の集中、そして、心に焦点を合わせることは、筋肉や関節こわばらせる動作や、ストレスを抱えている箇所を、より意識することを助けます。ヨーガでは、痛みや緊張を生むことになる、好まし

くないポーズのパターンを行うことなく、自然な体の配置に戻すことができます。

体の配置とは、かたくなに体を直線にして保つということではなく；むしろ、それぞれの動作に合わせて変化するダイナミックなプロセスのことです。良いポーズと良い配置の鍵は、体中の筋肉がむらなく均等に整えられていることです。私たちは、他の筋肉と比較すると、どこか一方だけの筋肉を、体の裏側の筋肉よりも表側の筋肉を使いがちです。ヨーガのアーサナでは、体のダイナミックな動きの配置を守りながら、体中のあらゆる筋肉、小さな筋肉でさえ、エクササイズして動かします。ヨーガによって、体の左右両側が均等にストレッチされ、体中に筋緊張：筋肉の正常な張り：が築かれるのは、そういう理由からです。筋肉が整えられると、関節は滑らかになって可変性が高くなり、血液の循環が良くなります。呼吸は平らに、心は平静に、体は痛みから解放されて、調和の取れた状態に戻ります。

呼吸法

アーサナの実践では、理想的な呼吸は、ウジャーイ(ujjai)の呼吸と呼ばれています。この方法に従って、静かに声門を収縮させ、呼吸しながら喉の奥でそっといびきのような音を立てます。この呼吸法は、呼吸の流れを安定した平らなものにして、規則正しい呼吸に整えます。ゆっくり、深く、息を吸い、緊張しないように、肺を空っぽにするつもりで、完全に息を吐き出します。呼吸は海の響きのように、優しく、長く延びた、しかも、リズミカルなものになっているはずです。この時、自動的に、腹部も、背中の下部を保護するように促され、同時収縮していることが必要です。

ヨーガと安全性

関節は、二本の骨の先端が出会って、関節としての働きを可能にしている場所です。どの関節も、関節の働きに潤滑油が不可欠なことから、関節液のなかにすっぽり包まれ、さらに、軟骨に覆われています。関節には、自然な可動範囲があります。関節が動かないのは、骨の変形や、関節を横断している筋肉が硬すぎるなどの、障害によるものです。ウォームアップのエクササイズで行うように、筋肉をストレッチして伸ばし、関節が動く範囲で、静かに動かすことが、ヨーガの実践の基本です。ウォームアップは、さらに複雑なアーサナを行うための体の準備です。

アクシデントが起こるのは、多くは、熱心さのあまり、練習中にいらいらして、体に無理なポーズを取ることが原因です。ヨーガは、忍耐強く、賢明に、怪我を避けるように、注意して行うことが肝要です。ヨーガには、ゴールはありません。あるのはただ、旅路だけです。自分の体を自覚してポーズを始め、ポーズを終えることが、ポーズの実践そのものと同じほど大切なことです。

痛みは常に敬って下さい。ストレッチの感覚がいつもと同じなら、体が動き、広げられている証ですが、刺すように鋭い、あるいは不快な痛みを感じることは、何か悪いことがあると伝える、体からの信号です。体からの警告の合図に耳を傾けないと、怪我をすることになりかねません。自分の体が健やかであることに責任を持つことも重要です――た

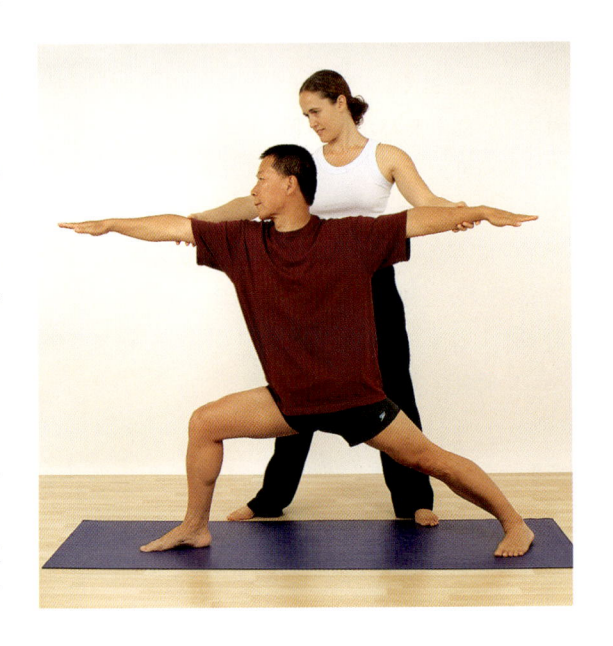

とえ、師となる人に薦められても、良くないと感じたら、中断して下さい。ヨーガは、自己認識の体系です：自分の能力に正直であること、自分の能力を自覚していなければならないのです。

脊柱への配慮

　脊柱を強くしなやかに保つことが、ヨーガの実践の本質的な部分です。悪い姿勢が生む脊柱の配列によって、椎間板が圧迫され、破裂したり膨張したりすることもあります。それが、椎間板破裂や椎間板ヘルニアと言われるものです。脱椎間板は、神経の圧迫が原因で発症し、激痛を伴いますが、その上、脳と体とのコミュニケーションを遮断して、動作が阻止されます。成人では、椎間板が縮んだり、弾力性が損なわれていなければ、脊柱に供給される血液はすべて、体を動かすことでもたらされます。あらゆるヨーガの動作は、脊柱を伸ばし、椎間板と椎間板の間のスペースを広げることを加速させます。特に、後ろに反り返ることは、椎間板や脊柱に存在する様々な神経に、新鮮な血液を送ることに役立ちます。

どこでいつ

　ヨーガの初心者の方、病気から回復しつつある方には、基本を学ぶために、資格を持った先生を探すことを、強くお薦めします。進歩するためには、師となった人を心から信頼し、全幅の信頼を置くことが不可欠です。先生を探し、心地良いと感じられる型を探すために、時間を取って様々なクラスにトライすることも価値のあることです。

* ヨーガは、食後3時間か、カフェイン入りの飲み物を取ったあと1時間後なら、一日のうちのいつでも行うことができます。
* ゆったりした、楽な服を着用します。
* 温かい、すきま風のない部屋で行います。体が非常に硬い場合や、関節炎が痛むような時は、温浴後、あるいは、部屋を温めてから行うことをお薦めします。
* 室内は必ず、清潔に、静かに、注意散漫になるものがないようにしておきます。
* 柔らかい、滑らない面の上で行います。ヨーガ用の粘着マットが理想です。
* 心臓疾患など、心臓に問題のある場合は、腕を頭上に上げるポーズは厳禁です。

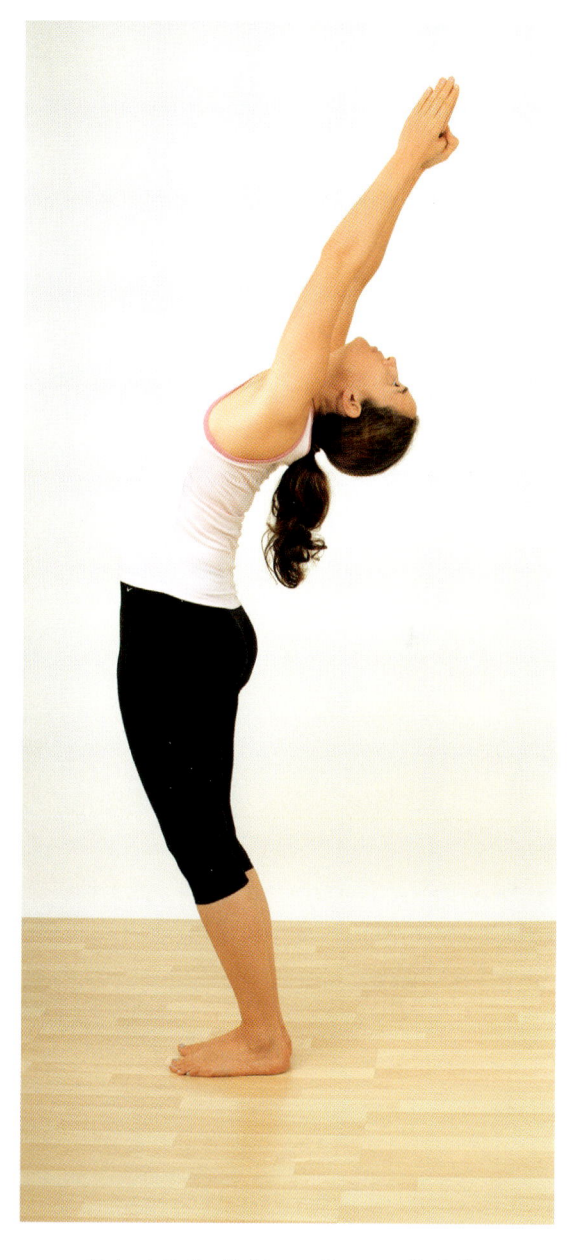

> 心は作り手であり、また、心は破壊者である。
> ——B.K.S.アイアンガー、『ヨーガの樹木』

思考のパターン

思考は、ダイナマイトに似ています。考える道筋は、直接、体に影響します。東洋医学では、病気はすべて心理的な要素を持つと言われています。ヨーガには、事象を越えた心に関する基本的な概念があり、身体は第一に意識の産物として考えられ、物理的な物体としての体は、二義的なものと見なされています。この考え方は、身体を心が生まれる生体力学的な有機体として見なす、西洋の理論的な枠組みに真っ向から対抗するものです。

心そして信じること

体は、精神状態を映して絶えず変化しています：どのように考えるかが、どのようになるかを決定するのです。心のなかのイメージが、全神経系を通して、強力なメッセージを送っています。神経系は、情報の複雑なネットワークで、巨大な電話局のように、中央神経系、脳脊髄、体性神経系、自律神経系で構成されています。体性神経系は外界と連絡しあい、自律神経系は、心拍や血圧のような、体内の仕組みをコントロールしています。神経系を通過する思考は、血液中に放出されるホルモンを生み出します。ホルモンは、物理的な体や外見に影響するものです。人は怒ると、顔が赤くなり、眉はピリピリ緊張し、血圧が上昇します。最近の科学研究は、心身の繋がりを検証しています；調査結果によると、鬱状態で悩んでいる人は、病気になる可能性が健康人の4倍になるということです。鬱状態やストレスは、有害ホルモンを怒涛のように血流に送り、免疫系を台無しにします。体中を通過してメッセージを送信する、電気化学的活性がなければ、思想も感情もありえないのです。身体は、連続磁束のエネルギー体で、刻々と自力更新しています。

イエスは、奇跡を起こして下さいとお願いされると、その度に、「汝は、信じるか？」と、問い返しました。信じることは、物事が、どのように、いつ起こるかを考える、心の根幹をなしています。自ら老いたと信じれば、人は必ず老けるはずです。加齢を前向きに捕える文化では、年齢が高くなるに連れて、人は賢くなり、社会や地域をますますリードできるようになると考えられています。心臓発作や関節炎のような、年齢に関係する慢性病は、どちら

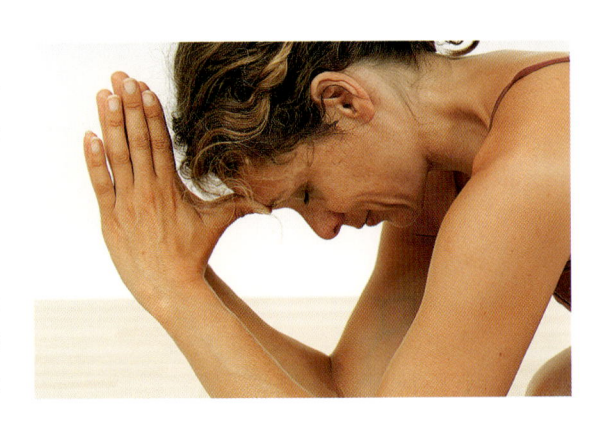

かといえば少ないものとみなされています。加齢は、流動的で変り易く、一貫したパターンがないために、絶えず科学者を困惑させています。人の、外部の世界に対する対応は、心的状態を作用するものですが、様々な要因から、加齢によって経験することは、千差万別です。

マイナス思考が生むものは、マイナスの結果です。身体の神経、皮膚や粘膜などの分泌腺、身体のエネルギー経路に、考え方が影響を与えます。マイナス思考は、エネルギー経路を通過するエネルギーの流れを抑え、エネルギーを詰まらせてしまいます；喜びや愛のようなプラスの感情は、エネルギー経路を広げてくれます。恋をすると、あふれるようなエネルギーを感じたり、明るい舞い上がるような気持ちになったりするのは、そのためです。プラス思考と物事(ものごと)を受け入れて肯定することが、ヨーガの実践には必要です。それこそが、心のエネルギーを転換して、身体に前向きな化学反応をもたらすものです。エリック・シフマンは、その著、『ヨーガ：実践の精神と静寂への移行』で語っています。「＜私の健康はひどくなってゆくだけ＞といった希望のない未来を描いていることに気がついたら、その考えを意識して、考えることを中断し、取り消すこと。少し時間を取って、今の自分こそ創造的な命の力であると感じ取ることだ。マイナスの未来予測の投影を信じないこと；代わりに、自分を形作(かたちづく)っているエネルギーを感じることである。こうすれば、起こるべき奇跡の空間に人を置いてくれる。」と。

私の経験では、ヨーガのクラスに入室する人の多くは、スタートする前に、ポーズさえ、できることとできないことを既に決めています。が、私は、虚心坦懐がそれほど重要だとは考えていません。心が一瞬毎の予測や期待から解放された無心の現れである時、そこから奇跡が起こり、体は、新らしい、

ヨーガの教典によると、身体は5つの層から成っています。各層はそれぞれ、玉葱のように、上に行くに従って前の層より薄い層になっています。

1. アンナマヤ・コーシャ (annamaya kosha)：物理的な身体

物理的な身体は、人が最も自分というものを識別する自己の姿と考えられています。

2. プラーナマヤ・コーシャ (pranamaya kosha)：エネルギー体

エネルギー体は、体中に広がる72,000のエネルギーの経路網、ナーディ(nadis)から成っています。この経路は、車輪を意味するチャクラ(chakra)と呼ばれるエネルギーセンターから放射されています。経路を伝って移動するエネルギーは、プラーナ(prana)あるいは命の力・気・と呼ばれ；物理的な身体を移動し、生気を与える風のようなものです。

3. マノーマヤ・コーシャ (manomaya kosha)：心の体

人の思考パターンは、身体を流れるエネルギーの流れ方を決定します。思考は、内なる風を煽る繊細な振動、あるいは、思考後に、身体を行動に駆り立てるエネルギー体のようなものだと言われています。

4. ヴィジュニャーナマヤ・コーシャ (vijnanamaya kosha)：意識

意識は、純粋な知覚の領域です。純粋知覚は、深く瞑想して、自己の思考や反応を静かに見つめる時に体験できるものです。

5. アーナンダマヤ・コーシャ (anandamaya kosha)：限界なき可能性の領域

エネルギーは、まさに池の表面で同心円を描く波紋のように、可能性の領域から物理的な身体へと、中心から外側に向かって移動します。

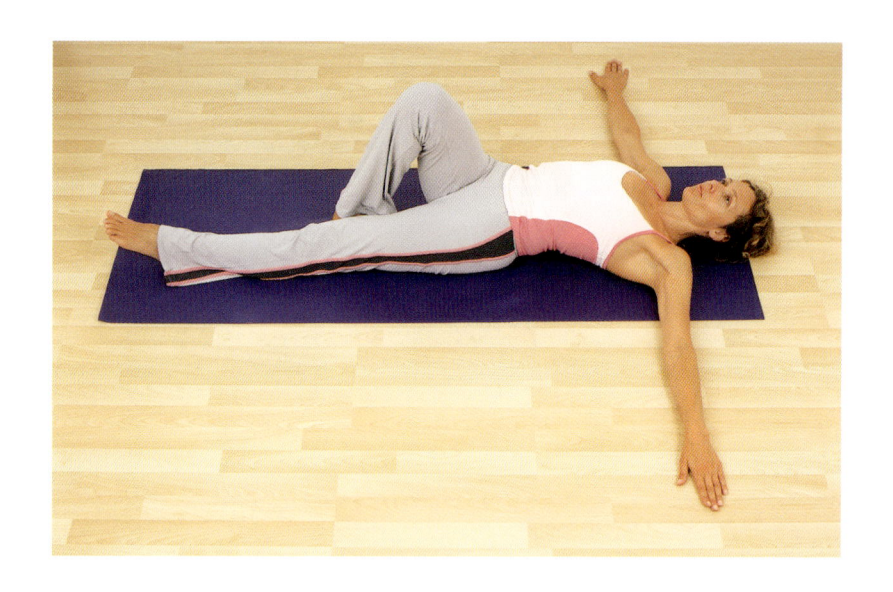

慣れない動かし方でも、動かせるようになるのです。
　ヨーガの目的は、心の驚異的なエネルギーを活用することにあります。ポーズと呼吸法は、エネルギーの流れを丁寧に開放し、方向変換させます。それによって、翻(ひるがえ)って、心が落ち着き、思考方法を変えることになります。瞑想を通して、心のエネルギーが活用されると、エネルギーは、目標の到達に向かって進めるようになります。ヨーガの複雑な動作は、集中力を改善する心のトレーニングの、最初のステップでもあるのです。集中力は、ヨーガの複雑な動作を行い、ポーズを保持するためになくてはならないものです。エクササイズの実践を考えるだけでも、メリットはあります：体の特定の部分を考えると、その部分一帯の電気的インパルスが増加します。痛みが激しく、アーサナを行えない場合でも、見学するだけでも、プラスの効果があり、回復を促進してくれます。この驚くべき結果に、医学界では、生体自己制御の効果に関する研究も始まっています。血圧、心拍、血液の循環、消化、汗など、無意識の身体の働きを、生体自己制御がコントロールできることを、生体自己制御装置を利用して、医師たちは明らかにしました。自分の身体に対して、前向きで意識的な姿勢が大切だということです。体の痛みが原因で苛々(いらいら)することがあっても、前向きに考えることが、マイナス思考のパターンを変え、回復の促進を促します。

18 Ageless Yoga

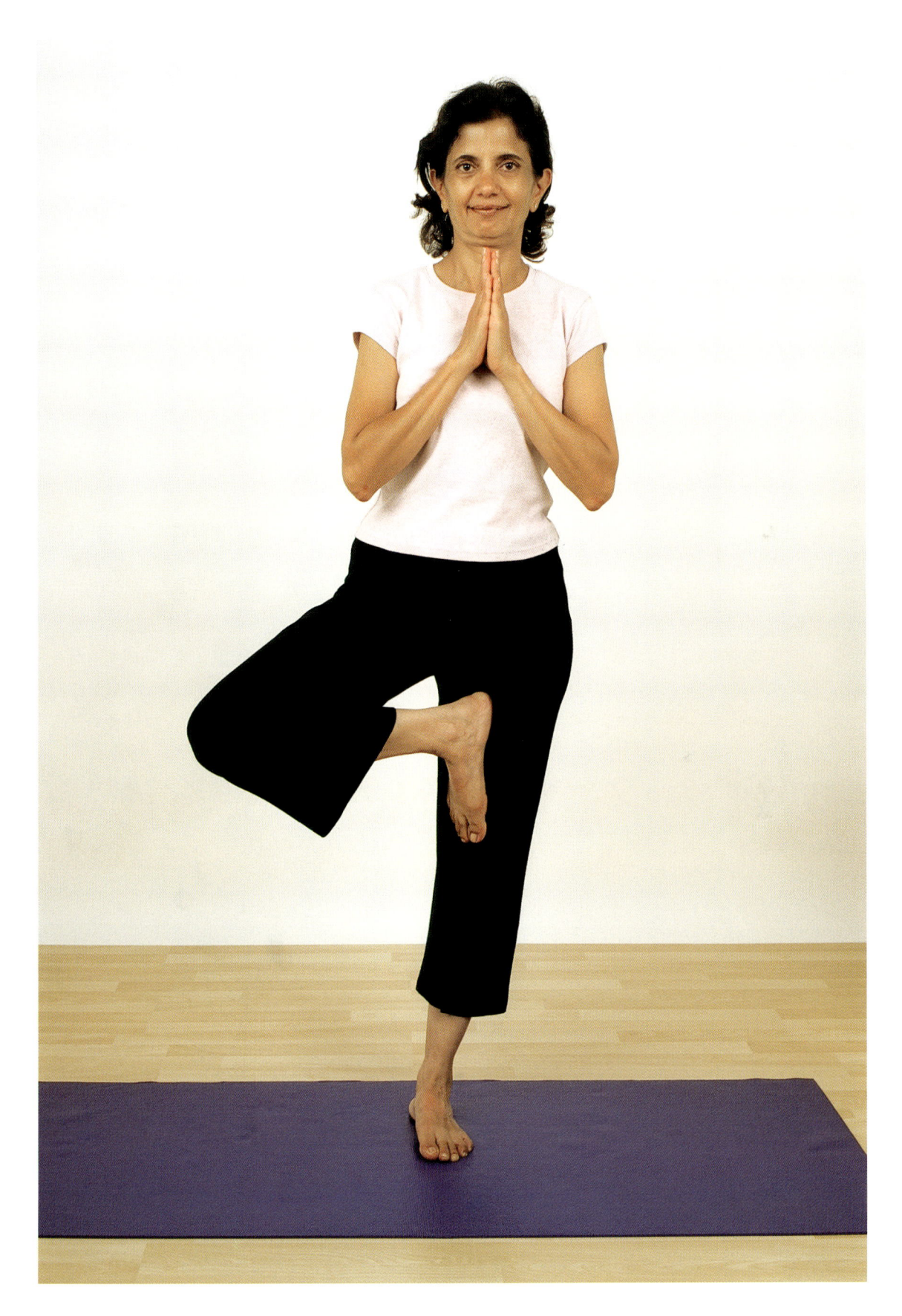

思考のパターン 19

ヨーガと呼吸

ヨーガの智恵によると、呼吸は、単に酸素を取り入れる以上のものです。空気はプラーナと呼ばれる繊細なエネルギーを含有している、と、信じられています。プラーナは、私たちの体の世界に生気を与えるエネルギー、あるいは命の力・気です。中国語では、それを、気(chi)と言います。プラーナが体内を流れないと、老化が進み、病気になると言われています。プラーナは、呼吸で増加するだけでなく、特に生鮮食品、直射日光、体のエクササイズ、とりわけヨーガのアーサナなどで増加します。プラーナの保持は、健康力と活力を高めることです。ルックスが良くなり、気分も快適になります；心が清明になり、人生の浮き沈みに動揺することも少なくなります。

プラーナーヤーマ（PRANAYAMA）

リズミカルに呼吸をコントロールする方法は、プラーナーヤーマ(panayama)と呼ばれ、まさに、「命の力の拡張」を意味しています。ヨーガの行者たちは、呼吸を巧みに操ることによって、プラーナをコントロールできることを発見しました。ご紹介する呼吸のエクササイズは、ヨーガのどのレベルの人も行うことができるエクササイズです。また、体に激しい痛みがあったり、慢性病を抱えていて物理的にヨーガを行えない人にも、簡単なスターティングポイントになる、準備のためのエクササイズです。通常は、アーサナの後、ヨーガのトレーニングの最後に行われ、瞑想がそれに続きます(87頁参照)。

鼻で呼吸をすると、鼻は自然に空中の塵や粒子を除去し、空気を肺に吸収するのに丁度良い温度に温めますから、呼吸は必ず鼻で行います。鼻が詰まっていたら、左右どちらか詰まっている鼻の側の手で握りこぶしを作り、詰まっている鼻と反対側の脇の下に、その握りこぶしを置き、鼻詰まりを解消します。握りこぶしを脇の下に置いたら、二の腕で握りこぶしを押さえこみ、数分そのままにします。

呼吸のエクササイズを行う時は、絶対に神経をピリピリさせないようにします。呼吸のエクササイズは、より深いリラクゼーションのために考案されたものですから、苛々(いらいら)したり、緊張るすようなことがあったら、そこで中断して休みます。また、必ず胃が空っぽの時に行って下さい。椅子に姿勢良く直立に腰掛けます；あるいは、クッションの上にあぐらをかいて座ります；必要があれば、背中を壁にもたせて、支えにします。

浄化のプラーナーヤーマ

以下の二つの呼吸法は、清め、あるいは浄化の呼吸法で、身体から毒素を取り除くために利用されています。

輝く頭蓋の呼吸
カパーラ・バーティ（*kapalabhati*）

素早い横隔膜呼吸が、身体から二酸化炭素や不純物を除去し、鼻と肺を綺麗にします。

瞬時に腹部を収縮させて息を吐きます。腹部をゆるめて、空気が自然に肺に引き込まれるようにします。この二つの動作を素早く連続して行うと、汽車がシュッシュポッポと走るような音がします。1ラウンドにつき20回から30回、腹部を収縮させ、3ラウンドから5ラウンド行います。深く息を吐いて、深く息を吸い、次に思い切り息を吐き、それから通常の呼吸に戻ります。フラフラするようなら、中断するか、ゆっくり腹部を収縮させるか、どちらかにします。

ライオンの呼吸
シンハ・アーサナ（*Simhaasana*）

ライオンの呼吸は、肺の古くなった酸素の除去を助けることと、老廃物を除去するために腹部を圧迫すること、その二つの目的をかなえるための、簡単な浄化のエクササイズです。

1. 椅子に座るか、マットの上にひざまずいて腰を下ろす。両膝を広げ、指先を自分の体に向け、両手をマットの上に置く。両手に体重をかけて前かがみになり、少しずつ、ゆっくり、鼻から息を吸う。

2. 口を開き、顎の外に向かって舌を出し、喉の奥から息を吐く。息を吐き切る時に、腹部をへこませ、胸郭の下にくぼみを作る。一瞬、その状態を保ち、それから、ゆっくり鼻から息を吸って、休む。3回から5回繰り返す。

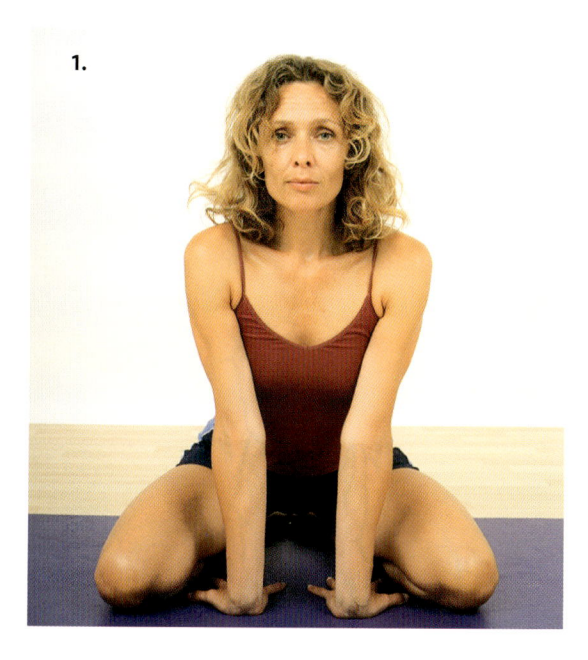

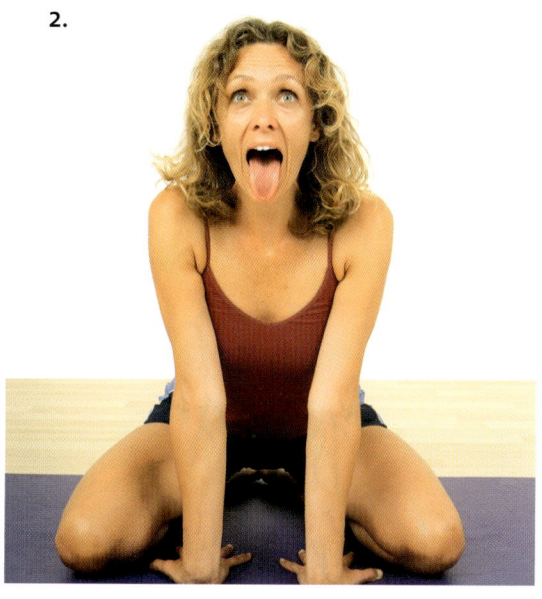

1.

2.

心を落ち着かせるプラーナーヤーマ

リズミカルな呼吸

　リズミカルな呼吸は、赤ちゃんの呼吸や、深いリラックスした眠りの際の呼吸のパターンを映し出したものです。この呼吸法は横隔膜を活用し、胸郭の働きを最小に抑えます。これが、肺の下葉を活性化します。一方で、横隔膜の作用が、肝臓や胃をマッサージし、消化を助けます。

　リズミカルな呼吸は、大変簡単な、心を落ち着かせる呼吸です。眠りを助けるために、ベッドに横になりながらでも利用できるエクササイズです。

　腹部に、片手または両手を置きます。息を吸いながら、腹部が手を押していると感じるまで、腹部を静かにゆるめ、膨らませるようにします。息を吐きながら、腹部を脊柱のほうに引き戻します。この呼吸は心地良いと感じられている間は、ずっと続けて良いものです。

完全なヨーガの呼吸
デーグハ・スヴァーサム
（*Deergha Swaasam*）

　完全なヨーガの呼吸は、リズミカルな呼吸を拡大したものです。この呼吸法では、息を吸うことも吐くことも、胸郭を利用して長く引き延ばします。ヨーガで初の女性の師であり、ヨーガを毎日実践して102歳まで生きたインドラ・デヴィは、毎日60回、この呼吸をすることを薦めています。肋間筋や肺を強化するには時間がかかりますが、ゆっくり時間をかけて鍛え、ラウンド回数も少しからスタートします。

　深呼吸は、3段階のプロセスで構成されています。

1. 腹部を膨らませ、下肺部に空気を引き込みながら、息を吸う。

2. 胸郭を左右両側に広げ、肺の中央部に空気を取り込む。

3. 左右の鎖骨を持ち上げ、肺の最上部に空気を届ける。順番を逆にして、肺の上部、肺の中央から、息を放って、息を吐き、それから、腹部を引っ込める。息を吸う、息を吐く、を連続したひとつの流れにして、3回から5回繰り返し、息を吐いて終りにする。その後、通常の呼吸に戻る。

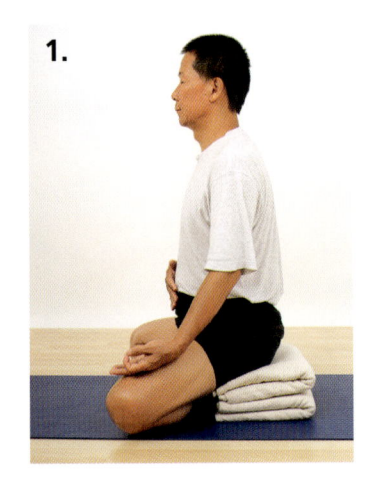

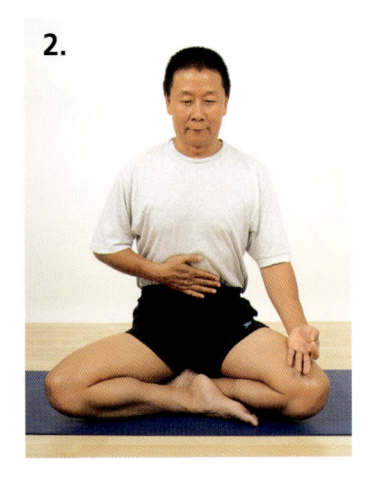

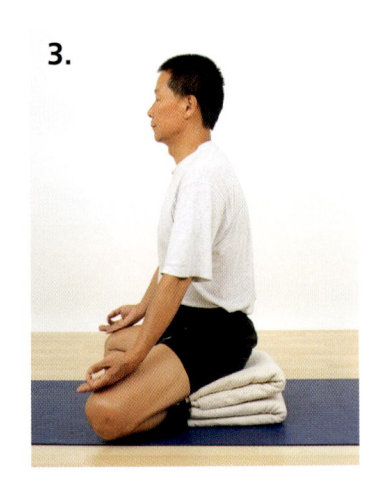

神経浄化の呼吸
ナーディ・スッディ (Nadi Suddhi)

　ここでは、鼻腔を交互に使って呼吸をします。神経系を落ち着かせ、リラックスさせる、大変強力な呼吸法です。右の鼻腔で呼吸すると、左脳を活性化します。右の鼻腔は太陽の経路、スーリャ(surya)と呼ばれ、左脳は交感神経系を支配しています。左の鼻腔で呼吸すると、右脳を活性化します。左の鼻腔は月の経路、チャンドラ(chandra)と呼ばれています。交互の鼻腔で呼吸することによって、神経系に、調和とバランスがもたらされます。

1. 脊柱を真っ直ぐに伸ばして、楽な冥想のポーズで、床に座る。右手の人差し指と中指を曲げ、手の平に載せてヴィシュヌ・ムドラ(Vishnu Mudra)の形にする。顔は、リラックスさせる。

　親指で右の鼻腔を閉じる。緊張しないように、左の鼻腔から、肺の空気をすべて完全に吐き出す。次に、ゆっくり、深く、1から4を数えるまで、左の鼻腔で息を吸う。楽にして、胃と胸を広げ、空気を吸い込む。

2. 薬指で左の鼻腔を押さえて鼻腔を閉じ、右の鼻腔を開放する。ゆっくり、ゆっくり、息を吸う時より吐く時のほうがはるかに長くなるように、息を吐く。実践では呼気が吸気の2倍の長さになることを要求されるが、急いで長さを完璧にしようとしないこと。次に、右の鼻腔で息を吸う。右の鼻腔を閉じて左の鼻腔を開き、このサイクルを繰り返す。少なくとも10ラウンド繰り返し、鼻腔を開放して、通常の呼吸に戻る。

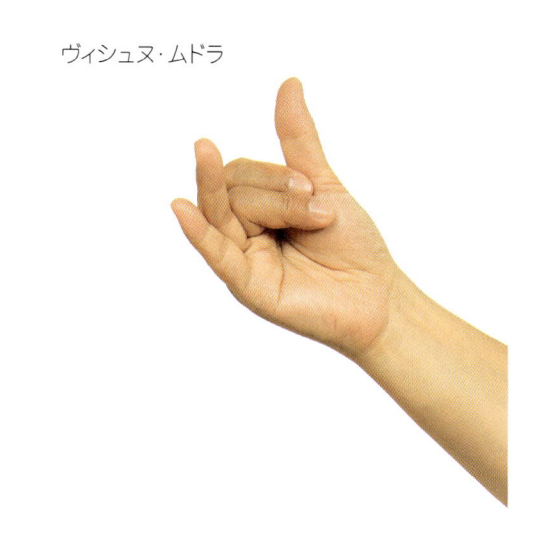

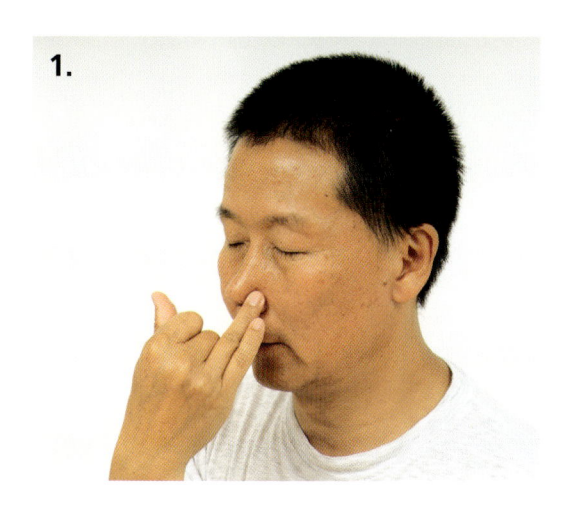

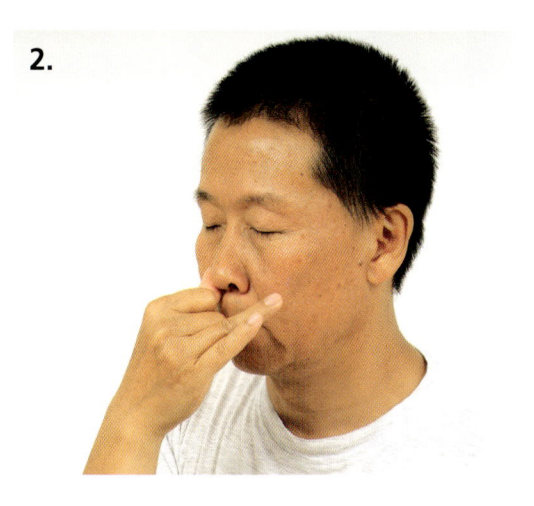

ヴィシュヌ・ムドラ

1.

2.

ヨーガと呼吸　23

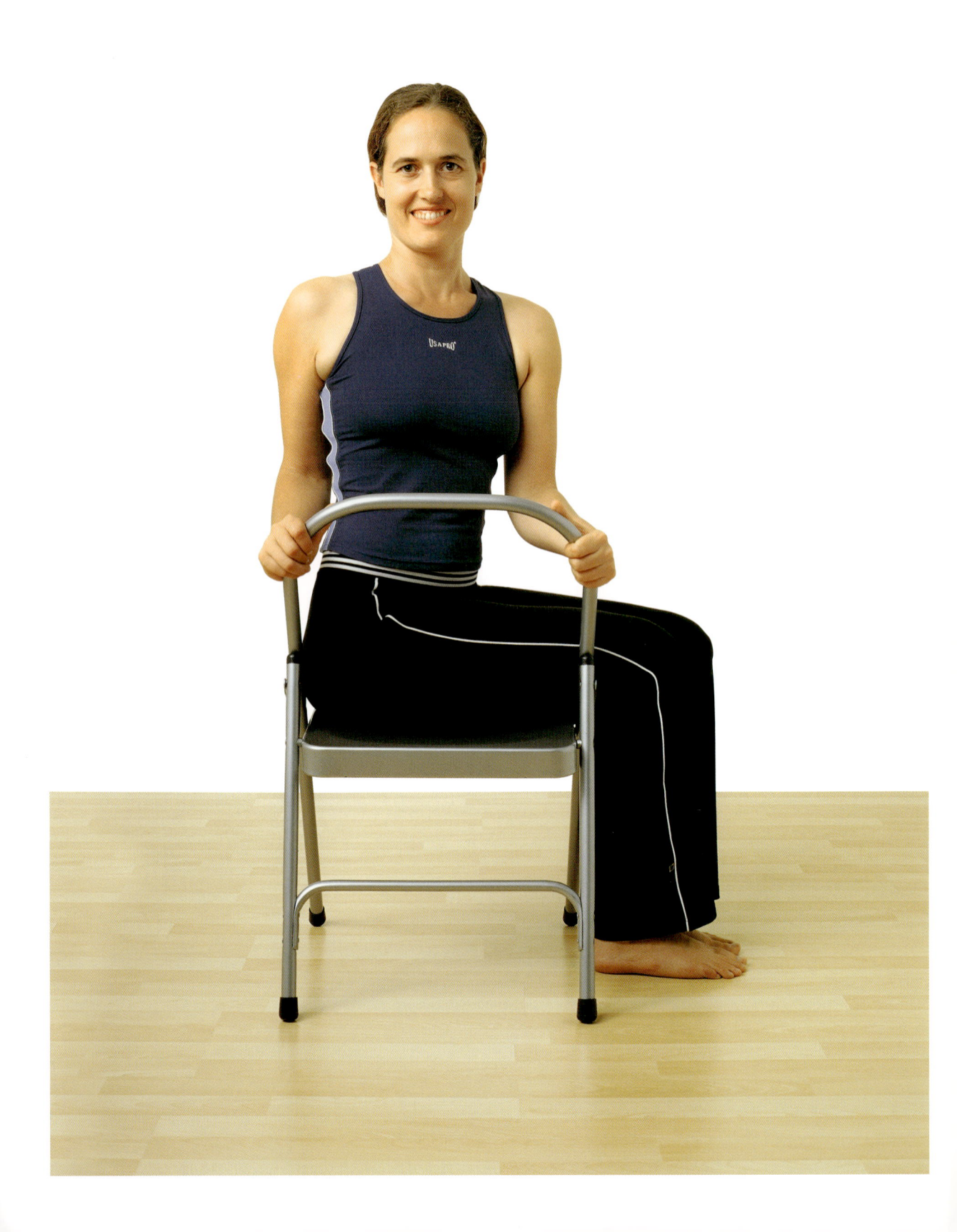

[第 1 章]

支えを利用して行う動作

　支えを利用することは、インドの偉大なヨーガの師、B.K.S.アイアンガーによって開拓され、以来、多くのヨーガの学校で採り入れられています。支えにするものは頑丈なしっかりしたもので、負荷になる重さを支えられるものであれば、どんなものでも良く、安全にポーズを行うために役立つものです。支えは特に、初心者や怪我をしている人には有効です。支えによって、よりリラックスしたオープンな方法でポーズを行うことができ、しかも、怪我の箇所やその周辺をかばうように自然に促してくれます。補助的な支えの道具を活用することは、ポーズに慣れるまでの時間を神経系に与えてくれますから、活用後は、必ず、楽にポーズが取れるようになっているはずです。経験豊かなヨーガの実践者の多くも、回復用の修練の一部として支えを利用して、ヨーガを楽しんでいます。回復用の修練には、完全なポーズを穏やかにしたヴァージョンも含まれていますが、支えがあると、必要以上に緊張することもなく、より長くポーズを保持することができます。

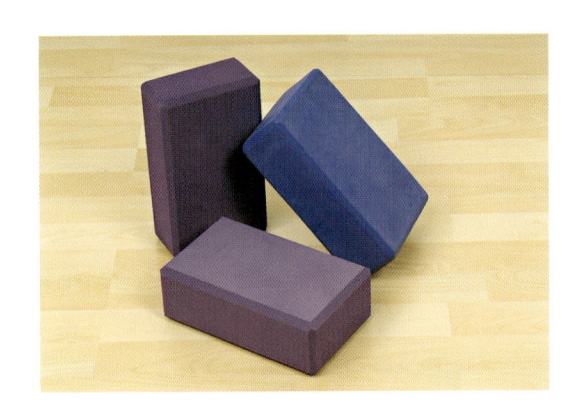

ブロック

ヨーガ用のブロックは、木製または軽量のスポンジ製で、数え切れないほど多くの方法で利用されています。特に柔軟性のない人に有効で、緊張することなくポーズの練習ができます。

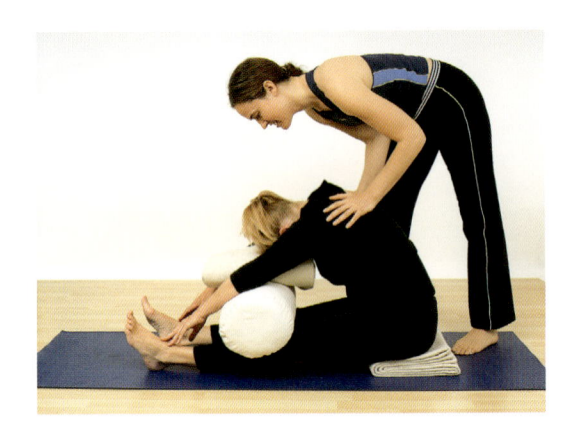

長枕

長枕は、長いしっかりしたクッションで、一連の回復用のポーズには申し分のない支えになります。回復用のポーズは、完全なポーズの型から、穏やかなリラクゼーションのポーズを選んだもので、更年期障害のような、人生の変化を体験してエネルギー低下の状態にある人や、病気や怪我から回復しつつある人に効果的です。

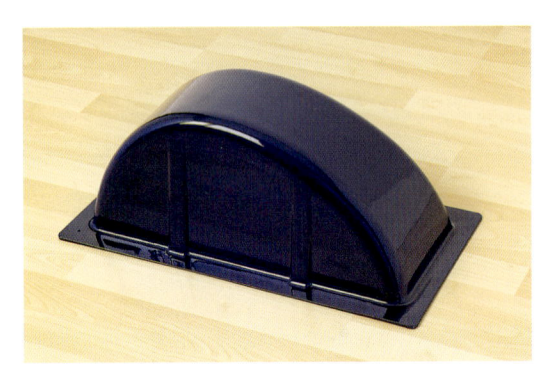

バックアーチ

バックアーチは、怪我を心配することなく脊柱を優しくストレッチできる、素晴らしい補助用具です。アーチの上に横たわると、デスクワークの一日を終えた後の体に、申し分のない逆ストレッチを行うことができます。バックアーチは、ゆるやかな深部曲線状に弧を描いています。

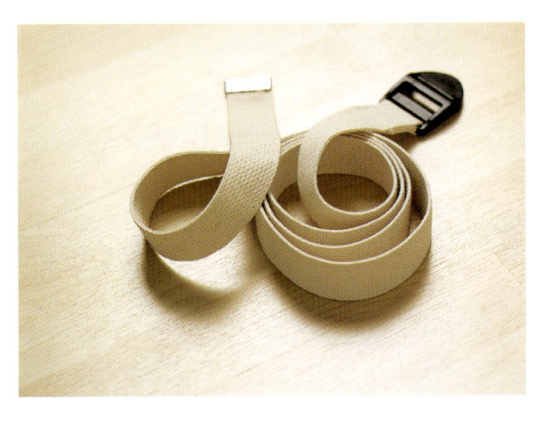

紐

紐は、手や足の届く範囲を広げることに役立ち、ヨーガの初心者に有効です。前屈のようなポーズ、手を足に着けなければならないポーズ、背中で手を握る必要のあるポーズなどが楽に行えるように、助けてくれます。

毛布

毛布は、優れた基本の支えです——くつろいで休息する時に体を温めるカバーとして使うのと同じように、前屈のポーズや肩立ちのポーズの際に、リフトや高さの補充として、畳んで簡単に利用できます。

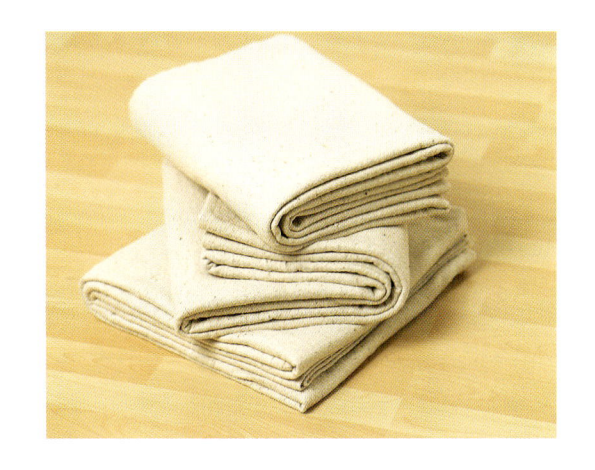

椅子

椅子は、最も用途の広い支えの一つです。身体の硬い人、ヨーガの初心者、マットに座ることに支障のある人、マットに腰を降ろしたり、マットから立ち上がることが困難な人などに、特に役立ちます。また、転倒が心配な高齢の参加者が、バランスを取って姿勢を保つことも助けます；加えて、支えに依存しなくなるために必要な、体力強化にも役立ちます。ありきたりの折りたたみ椅子が最適です。背もたれに、両足をくぐらせられるくらいの十分な空きのある、頑丈な椅子を選びます。

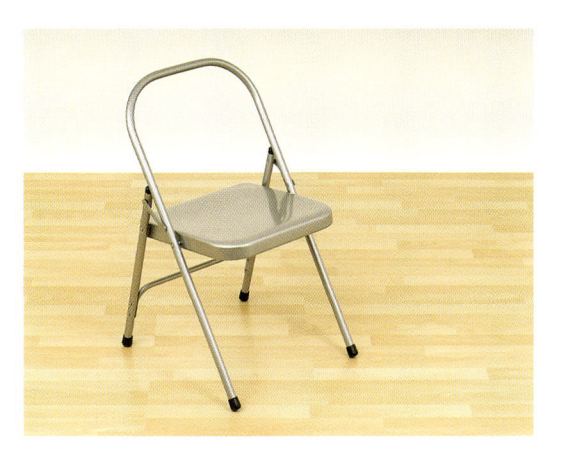

壁

むき出しの壁面は、おそらく最もシンプルな支えで、位置合わせのための完璧な教師です。壁に背中を着け、タッダ・アーサナ（tadasana）で立つと、立位の姿勢の時に人がどんな範囲でふらつくかを、見つけることにも役立ちます。また、倒立のポーズの素晴らしい支えです。肩立ちの姿勢を楽にし、倒立のポーズでも三角倒立でも、支えになります。

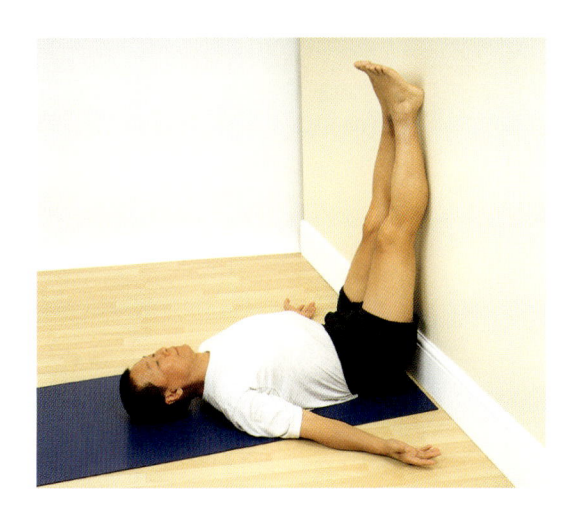

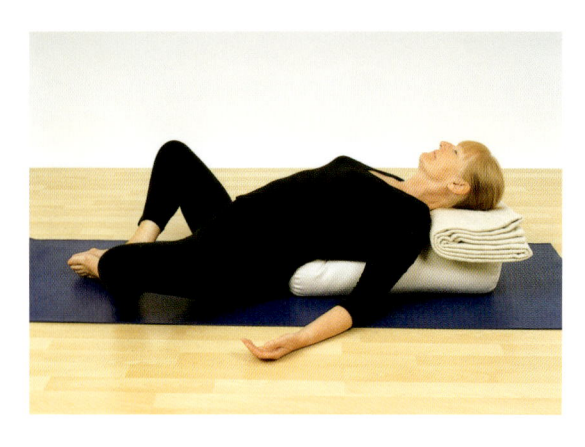

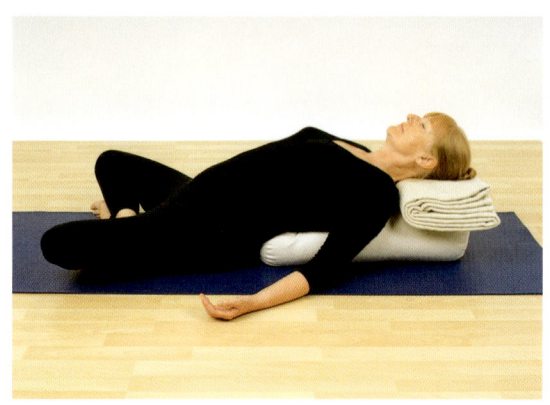

長枕を使う靴職人のポーズ
スプタ・バッダ・コーナ・アーサナ
(Supta Baddha Konasana)

　ダンダ・アーサナの姿勢で座位になる(79頁参照)。長枕を背後に縦に置き、畳んだ毛布をマットの横に用意する。両膝を折り曲げ、両足の裏を、脚の付け根の近くに引く。両膝を外側に横にしてリラックスさせる；息を吸う。息を吐き、脊柱を長枕の中心に載せ、肋骨が支えられるように、長枕の上にあお向けになる。首の緊張を緩和するために、頭の下に毛布を置く。顎を少し引き、首の後ろを真っ直ぐ伸ばし、顔はリラックスさせる。手の平を上にして、両腕をそれぞれ、体側から少し離れたところに置く。肩もリラックスさせる。深いリラクゼーションのために、ゆっくり、深く、息を吸い、ゆっくり息を吐き、緊張しないで、肺を空っぽにする。呼吸は必ず、海の響きのように、穏やかに、長く、リズミカルにする。このポーズを5分から10分、保つ。

メリット　スプタ・ヴィーラ・アーサナあるいはバッダ・コーナ・アーサナで長枕を使うと、骨盤を解放し、ホルモンの生成を調整しますから、更年期の助けになります；上記のポーズは、消化も助けます。

> ✳ **ヒント**　バッダ・コーナ・アーサナの際、脚が苦しいようなら、両足首のあたりで、両脚を楽な範囲で交差させ、スカ・アーサナ (*sukhasana*) の形にします。

長枕を使う英雄のポーズ
スプタ・ヴィーラ・アーサナ
(*Supta Virasana*)

　マットの上にひざまずく。背後に長枕を置き、長枕の端と肋骨の最下部が触れるようにする。両膝の上に体を持ち上げ、両足を離す。優しくお尻を降ろし、両足の間に置いて楽にする。膝に緊張を感じたら、お尻の下に畳んだ毛布を置くか、または、両膝を広げる。長枕に静かに上体を下ろし、脊柱を長枕の中央に置く。補助の支えとして、頭の下に畳んだ毛布を置く。深くリズミカルに呼吸する。このポーズを5分から10分、保つ。

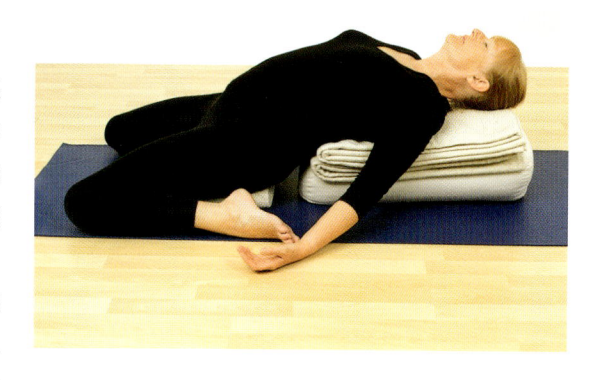

長枕を使う下を向く犬のポーズ
アドー・ムカ・スヴァーナ・アーサナ
(*Adho Mukha Svanasana*)

　長枕をマットの上に縦に置く。四つん這いになり、両手をそれぞれ、手の平を下にして、長枕の先端あたりで長枕の両脇に置く。両足のつま先を下に丸め込む。息を吸い、お尻を上に突き上げ、下を向く犬のポーズになる。頭と肩をリラックスさせ、長枕に額を置く。規則正しく呼吸する；このポーズを5分から10分、保つ。息を吐き、お尻を下に降ろす。

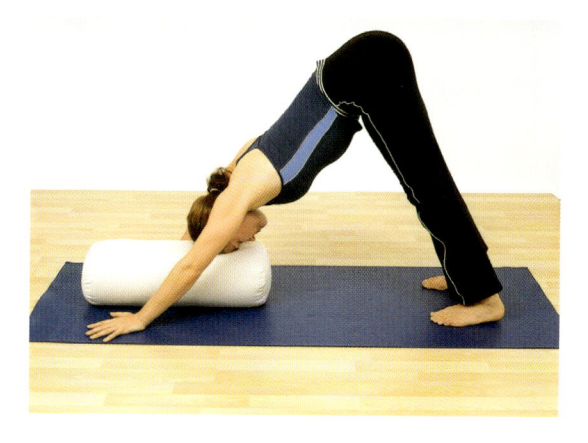

＊　ヒント　長枕に上体を載せる時、膝に緊張が走るようなら、畳んだ毛布を使って、高さを調整します。

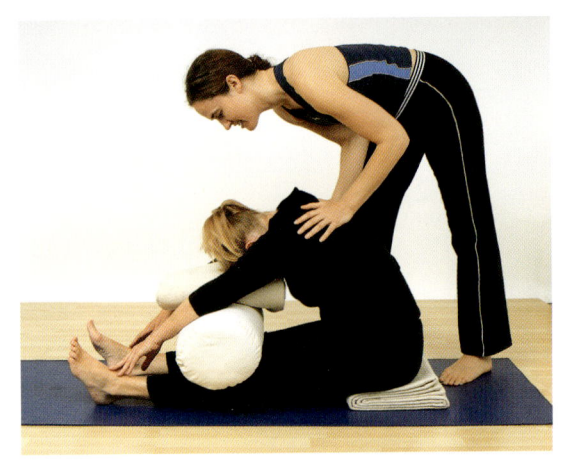

長枕を使う前屈のポーズ
パシチマ・ウッターナ・アーサナ
(*Paschimottanasana*)

ダンダ・アーサナの姿勢で座位になる(79頁参照)。両脚の上に、長枕を横向きに置く。息を吸い、脊柱を引き上げて、背筋を伸ばす。息を吐き、前屈して長枕の上に額を載せる。長枕の上で両腕をリラックスさせ、優しい前屈のポーズを取る。規則正しく楽な呼吸をする。このポーズを5分から10分、保つ。

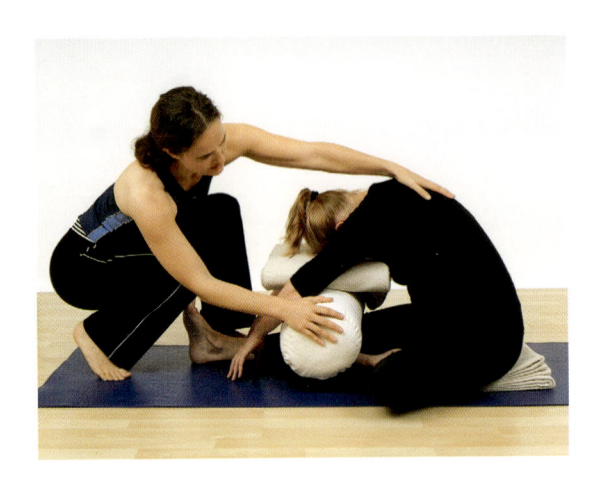

長枕を使う頭を膝につけるポーズ
ジャーヌ・シールシャ・アーサナ
(*Janu Sirsasana*)

ダンダ・アーサナの姿勢で座位になる(79頁参照)。左脚を折り曲げ、左足の裏を、右脚の太腿の内側に置く。伸ばしている右脚の上に、長枕を横向きに置く。息を吸い、上体を持ち上げ、脊柱を伸ばす。息を吐き、右脚の上に前屈し、長枕の上に額を置く。両腕を長枕の先に差し出す。規則正しく均等に呼吸をする。このポーズを5分から10分、保つ。その後、反対側で繰り返す。

メリット 頭を前にかがめてリラックスすると、心臓を休ませ、酸素濃度の高い血液を、脳に供給することになります。

✳ **ヒント** 長枕に額を置くことが難しいようなら、長枕の上に畳んだ毛布を置いて、高さを補充します。

椅子を使うひねりのポーズ
バーラ・ドヴァンジャ・アーサナ
(Bharadvajasana)

　体をひねる方向を椅子の背にして、横向きに座る。両足と両膝を着け、踵は膝の真下にする。息を吸い、姿勢を正しくして、胸を張り、脊柱を伸ばす。息を吐き、右を向く。両手で椅子の背もたれを掴み、両手に力を入れて引き、さらに深くひねる。脊柱の最下部からひねり、お臍、胸の順にひねりを加え、右肩の先を見る。このポーズで8回呼吸する。反対側で繰り返す。

メリット　椅子を使う横ひねりのポーズや前屈のポーズは、背中のこわばりに苦しむ人には、はかり知れないほど貴重なメリットがあります。

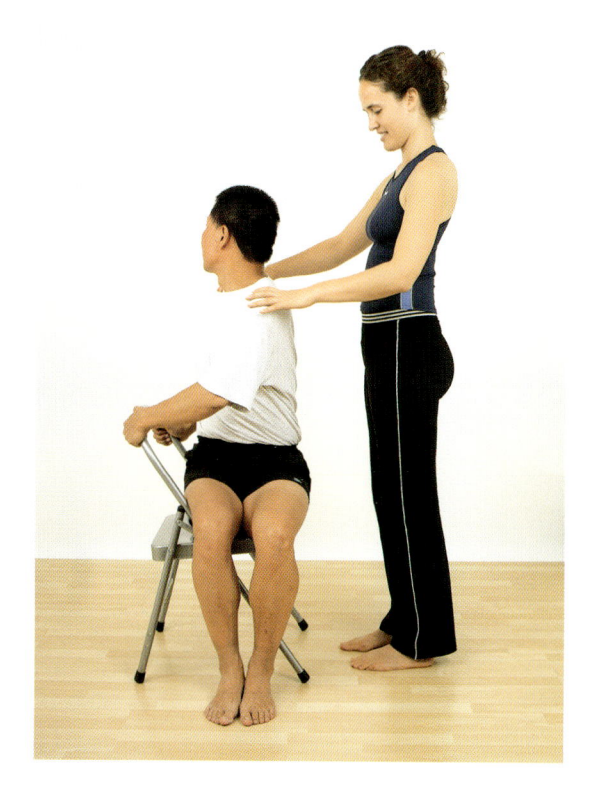

椅子を使う前屈のポーズ
ウッターナ・アーサナ
(Uttanasana)

　座部の奥にお尻を置いて座る。椅子の前脚の外側に、それぞれ、足を置く。足の裏はマットにピタリと着ける。息を吸い、脊柱を伸ばす。その後、息を吐き、両膝の間に前屈する。椅子の正面に上体を降ろしてリラックスさせ、首と肩もリラックスさせる。均等に呼吸し、そのポーズを数分、保つ。ゆっくり、上体を起こし、同時に背筋を伸ばす。

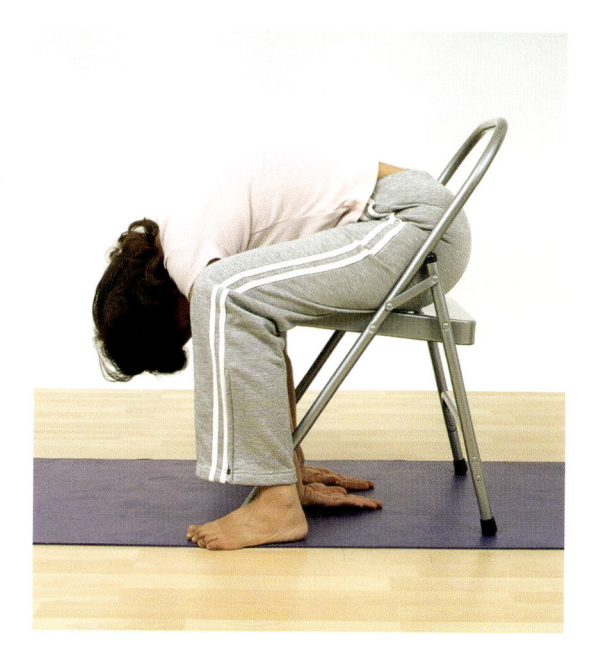

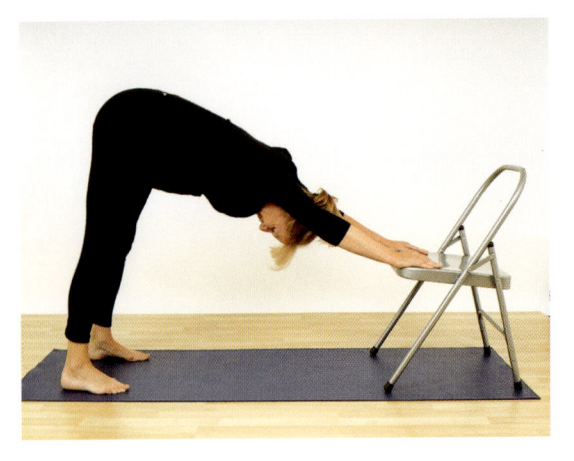

椅子を使う下を向く犬のポーズ
アドー・ムカ・スヴァーナ・アーサナ
(*Adho Mukha Svanasana*)

　マットの端に、座部をマット内に向けて置く。置いた椅子の座部と向かい合って立つ。息を吸う。息を吐きながら前屈し、手の平の手首に近い部分を座部の先端に置き、手を休める。椅子から約3、4フィート(1～1.2メートル)あとずさりする。座部の先端に押し付けるように両手に力を入れ、骨盤を高く持ち上げる。脊柱を伸ばし、両腕の間から下を見る。均等に呼吸して、このポーズを20秒から30秒、保つ。息を吐き、ポーズを解いて、元の姿勢に戻る。

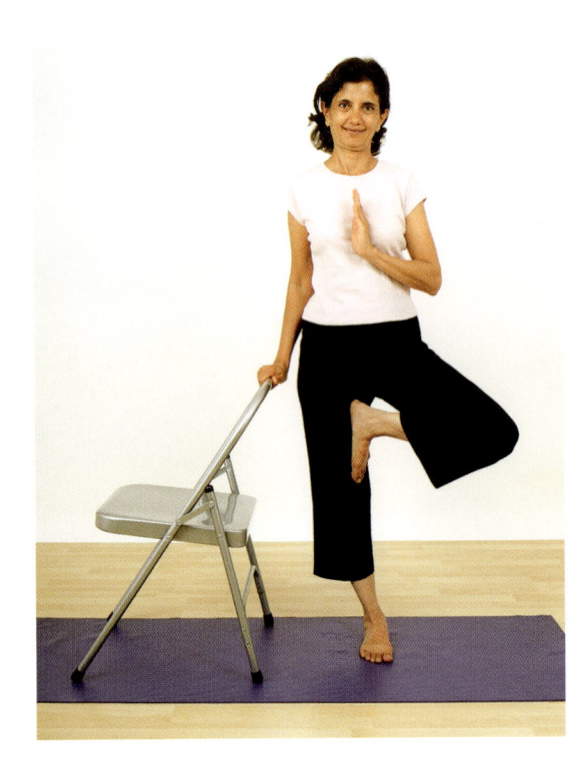

椅子を使う木のポーズ
ヴリクサ・アーサナ
(*Vrksasana*)

　マットの上に椅子を置き、背もたれの後ろに、横向きに立つ。椅子の背もたれを支えに使い、ゆっくり、左脚を上に持ち上げ、膝を横に突き出して左脚を折り曲げ、左足の裏を右足の太腿の上に着けて、木のポーズになる。このポーズで8回呼吸する。その後、反対側で繰り返す。

> ✳ **ヒント**　このヴァリエーションは、股関節の動きを滑らかにするものです。椅子の背もたれを支えに使い、右脚を持ち上げ、脚を折り曲げます。右足の裏を、無理をしないでできる範囲で、左脚の太腿のできるだけ高いところに着けます。このポーズで8回呼吸します。

椅子を使う鋤のポーズ
ハラ・アーサナ（*Halasana*）

1. マットと椅子の座部に畳んだ毛布を置く；椅子は、マット上の毛布の横に、椅子の前脚と毛布の縁が触れるように置く。毛布の上にあお向けになる。肩は毛布の縁と平行にし、頭は椅子の下にする。両手をそれぞれ、手の平を下にして股関節に置く。息を吸う。息を吐き、両膝を折り曲げ、スイングさせて、両脚を頭上に持ち上げる。両手で背中を支える。

2. 椅子の背もたれから両足をくぐらせ、座部に太腿の端、膝のあたりを置く。両脚が支えられたら、お尻から両手を放し、両腕をマットの上に伸ばす。

3. 両手を組み、腕に力を入れて伸ばし、腕の高さを肩の位置より高くする。顔はリラックスさせる。呼吸を安定させ、このポーズを1分から3分、保つ。

4. 両手を放して、お尻を支え、ゆっくり転がるようにポーズを解く。両膝を胸に着けて、リラックスする。

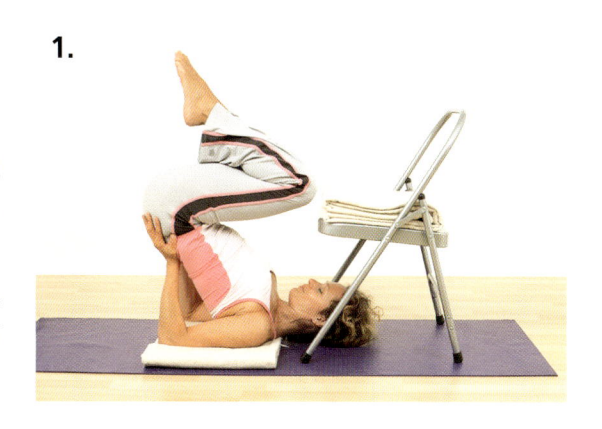

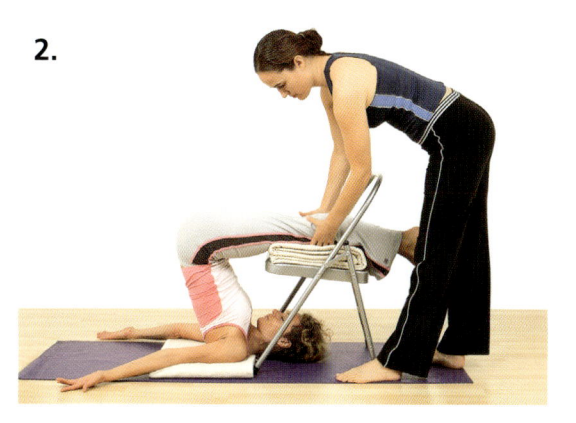

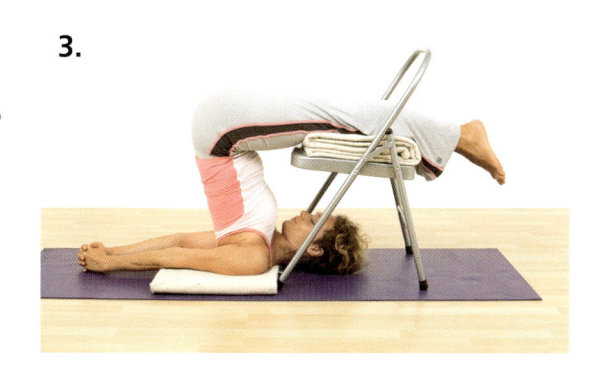

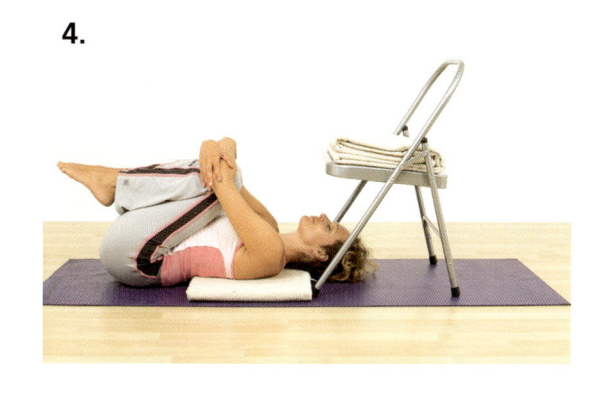

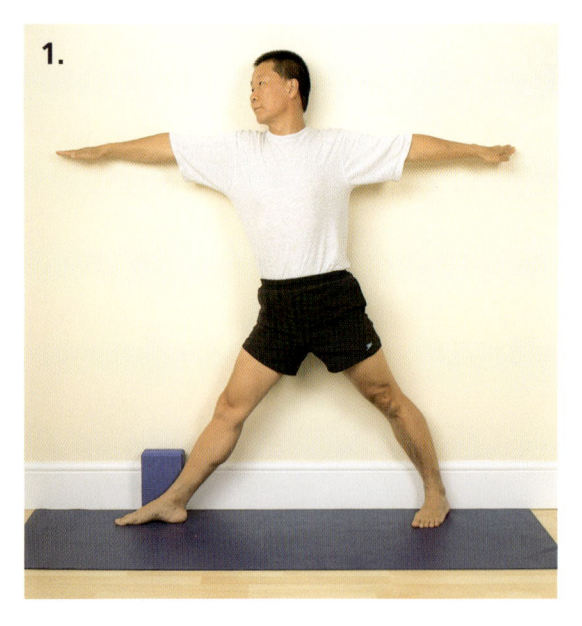

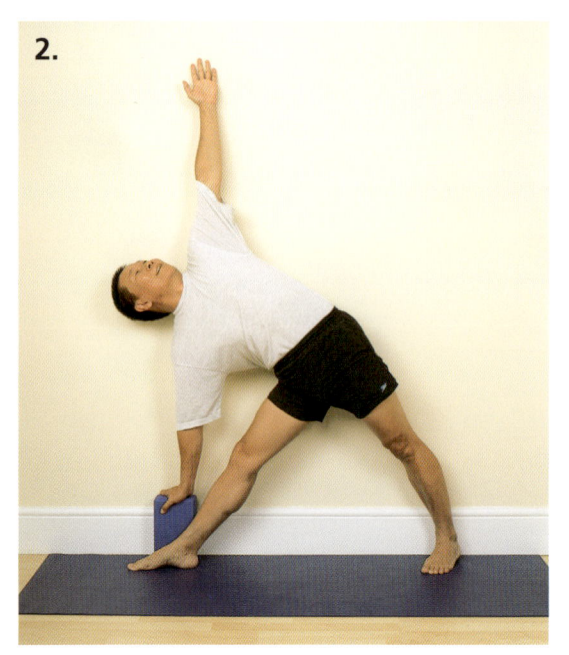

ブロックを使う三角のポーズ
トリコーナ・アーサナ
(*Trikonasana*)

　ブロックは、立位のポーズの大半で、手を休める道具として有効に活用できます。マットの上か、マットの近くの、楽に手の届くところにブロックを置きます。

1. タッダ・アーサナの立位のポーズで立つ（60頁参照）。必要なら、支えの補助として壁を使い、背中をもたれさせる。ステップして、3、4フィート（1～1.2メートル）の幅に両足を開く。右脚をマットの端に向け、左足を45度の向きににする。骨盤は正面を向かせて、右足首の外側にブロックを置く。息を吸い、両腕をそれぞれ、肩の高さで指先まで真っ直ぐ横に伸ばす。

2. 息を吐き、胸と骨盤の向きは正面のまま、右に上体を傾け、右手をブロックの上に置く。左腕を上に伸ばし、両腕で垂直線を作る。頭の向きを変え、左手を見上げる。このポーズで8回呼吸する。反対側で繰り返す。

メリット　三角のポーズは、肋骨の肋間筋を伸ばし、脚やお尻のこわばりを取り除きます。肋間筋を伸ばすと、肺活量の改善に役立ちます。

34 Ageless Yoga

ブロックを使う橋のポーズ
セーツ・バンダ・アーサナ
(Setu Bandhasana)

　両脚を折り曲げ、両腕を足に向かって伸ばし、左右それぞれの足首を掴む。尾骨を下に引く；息を吸う。息を吐き、両足の踵に力を入れて、骨盤を持ち上げる。胸を肩に向かって丸めるように持ち上げる。仙骨の下にブロックを横向きに置く。腕をリラックスさせ、顎をゆっくり首に向かって引く。このポーズで8回呼吸する。息を吐き、骨盤を持ち上げ（右の写真参照）、ブロックをはずす。同時に椎骨をリラックスさせて、ポーズを解く。

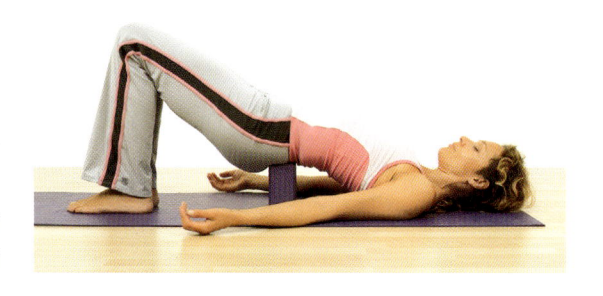

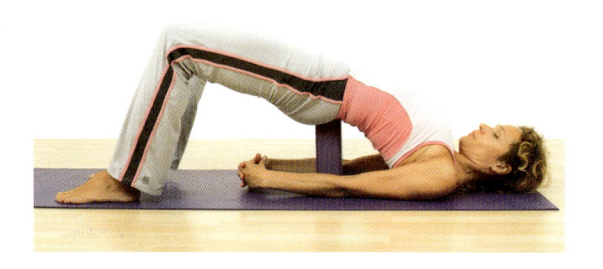

* **ヒント**　横向きに置いたブロックが心地良いと感じられたら、脊柱に柔軟性があると信じて、ブロックを立てて置くこともできます。両手をしっかり握り、手と腕に力を入れ、骨盤をさらに高く持ち上げてから、パートナーに、ブロックを立てて置くように依頼することを、お勧めします。

ブロックを使う靴職人の座のポーズ
バッダ・コーナ・アーサナ
(Baddha Konasana)

　両脚を開いて、ダンダ・アーサナの姿勢で座位になる（79頁参照）。両膝を折り曲げ、両足を、できるだけ脚の付け根に近いところに持って行く。両足の裏を合わせ、両膝は、それぞれ横に降ろす。支えに、左右の膝の下にブロックを置く。足の裏を合わせ、脊柱を真っ直ぐ伸ばして、上体を起こし、規則正しい呼吸で、このポーズを20秒から30秒、あるいはそれ以上の間、保持する。

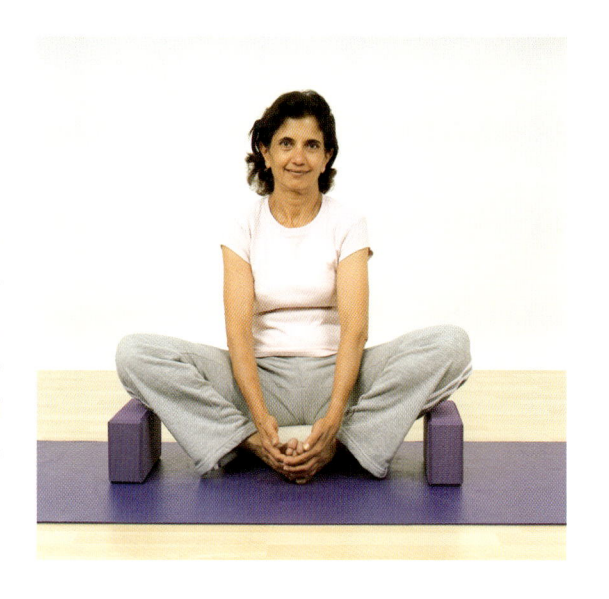

**毛布を使う肩立ちのポーズ
サラムバ・サールヴァーンガ・アーサナ
（*Salamba Sarvangasana*）**

　肩幅に十分な幅に毛布を畳む。必ず、肩と接する毛布の端はきちんと畳んで、真っ直ぐにする。肩先を畳んだ毛布の縁に合わせて、毛布の上にあお向けになる。

　顎を少し引き、首の後ろを伸ばす。手の平を下にして、腕は左右それぞれ、体側に平行に置く。息を吐き、両膝を折り曲げる。両手の平に力を入れて、両脚をゆっくり頭上に持ち上げる。両腕を折り曲げ、背中の中央の脊柱の両脇に、手を置く。この時、肘を広げ過ぎない。

　胸を顎に近づけ、上体を垂直にする。両脚を伸ばし、上体に揃えて垂直にする。両肩、骨盤、両足首が、左右それぞれ平行に揃うことを目標にする。尾骨を下に引き、脊柱に揃える。顔の筋肉をリラックスさせることに注意する。その姿勢で、少なくとも1分間、静かに呼吸する。両手の平を下にしてマットに着け、注意して、体を降ろし、ゆっくり、転がるようにして、脊柱を真っ直ぐにする。

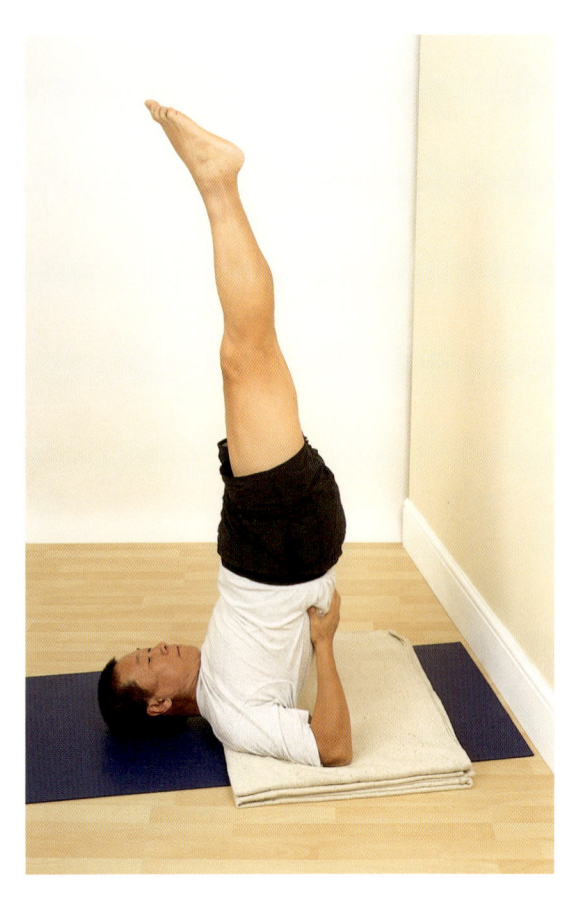

✱　**ヒント**　多くの人は、背中の下部や股関節にこわばりがあります。背中の下部や股関節がこわばっていると、直接マットに座ると、脊椎の最下部が外にたわんでしまいがちです。

　そのこわばりを補正するために、パシチマ・ウッターナ・アーサナやジャーヌ・シールシャ・アーサナ（82頁参照）のような前屈のポーズを行う際は、背中の下部の保護に、お尻が膝より高い位置になるように、畳んだ毛布の上に座ります。

半蓮華座のポーズ
アルダ・パドマ・アーサナ
(Ardha Padmaasna)

　畳んだ毛布、またはブロックの上に座って、股関節を上げ、背中の下部を楽にする。左脚を折り曲げ、足の裏を上向きにして、右脚の付け根近くに置く。右脚を折り、注意深く左手で右足首を掴み、左脚の上に持ち上げ、足の裏を上向きにして左足の太腿の上に置く。胸を上げ、脊柱を伸ばし、両手をそれぞれ、膝の上に置く。このポーズを20秒から30秒、保つ。両足を解き、反対側で繰り返す。

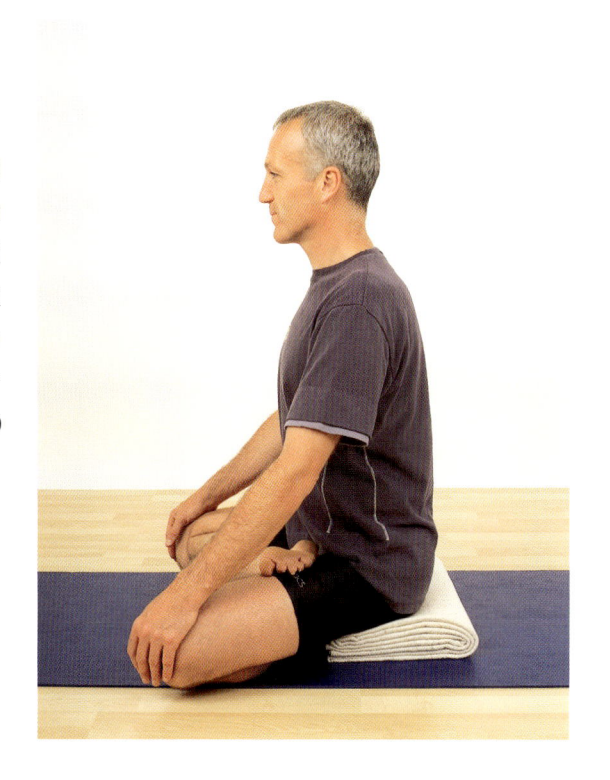

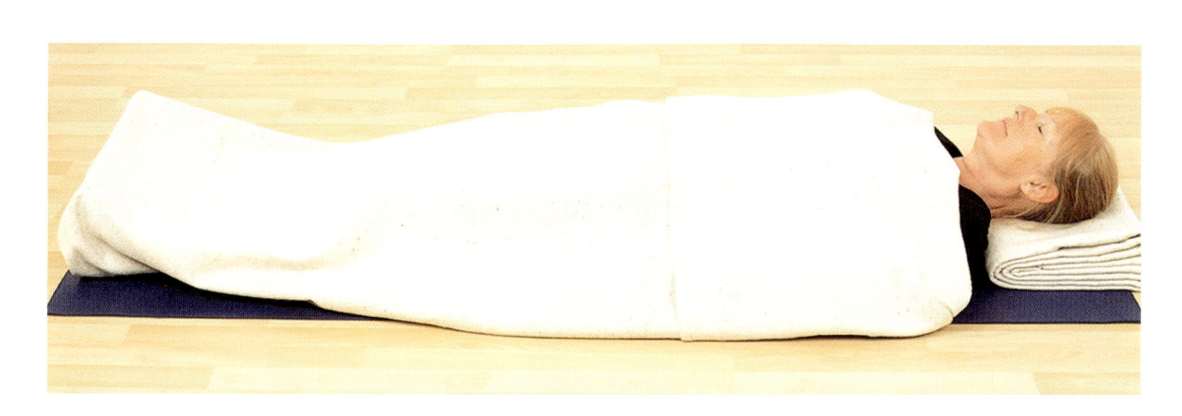

毛布を使うサヴァ・アーサナ
サヴァ・アーサナ (Savasana)

　ヨーガのアーサナの実践を終えたら、一番のお薦めは、10分間、サヴァ・アーサナで休息することです。体の力を抜いてゆったり、あお向けになるこのポーズは、体の底から、体をリラックスさせ、修練のメリットを十分に吸収する時間を与えてくれます。修練中に体温が上昇し、筋肉が温まっていますから、その熱を、あまり速く体から逃さないようにすることも重要です。熱があまりにも速く失われると、筋肉系にショックを与える原因になります。温かくない日は、サヴァ・アーサナで仕上げをしましょう——ソックスを履き、カーディガンを着用し、別に毛布があれば、毛布で体をくるみます——リラクゼーションの最中に、劇的なほど体温が下がりますから、熱を守ることが必要です。

支えを利用して行う動作　37

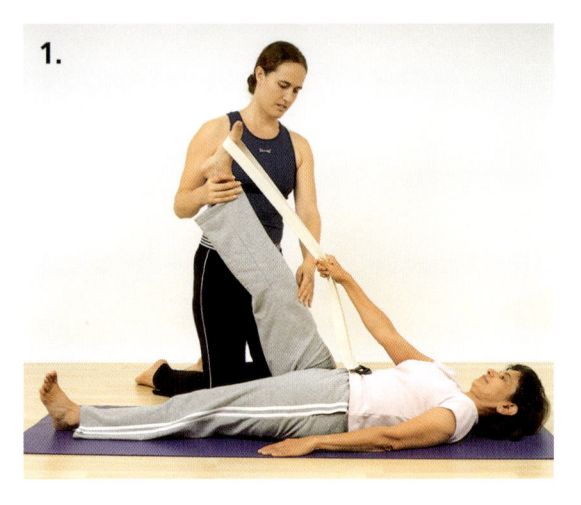

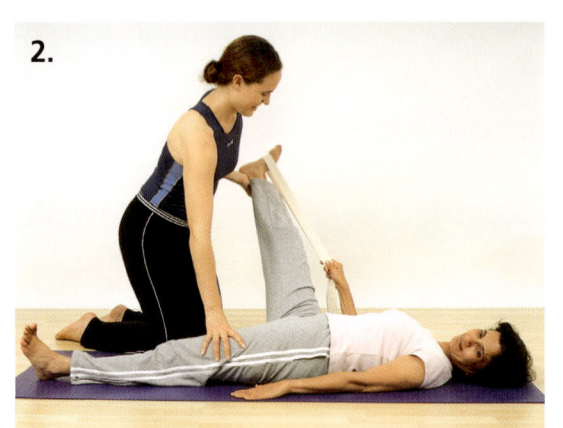

紐を使うあお向けで行う 親指から足へのポーズ
スプタ・パーダングシュタ・アーサナ（Supta Padangusthasana）

1. 両脚をピタリと着けて、背中を真っ直ぐ伸ばしてあお向けになる。右脚を折り曲げて、胸に近づけ、右足の親指の付け根のあたりから紐を回す。

2. 右手で紐の両端を掴む。右足を真っ直ぐ上に伸ばし、踵を内側に引く。左太腿をマットに押し付け、右肩は下に、左右の股関節は水平にして、左脚を強化する。手の平を下にして左腕を体側に置く。息を吸う。息を吐き、できる範囲で、右脚を右横に伸ばす。頭の向きを変え、左肩の先を見る。このポーズで8回呼吸する。反対側で繰り返す。

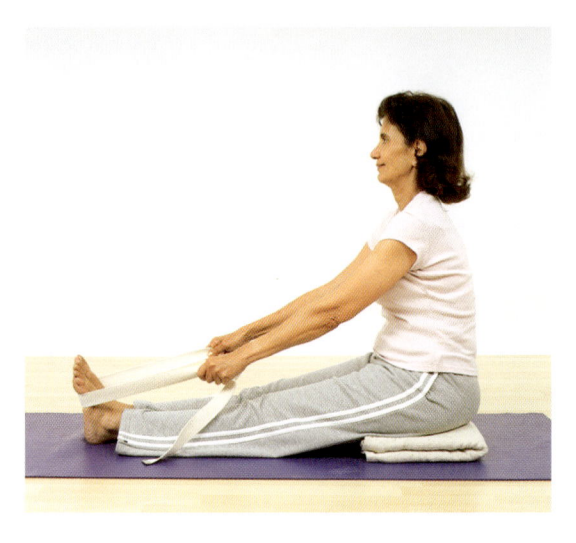

紐を使う座位の前屈のポーズ
パシチマ・ウッターナ・アーサナ（Paschimottanasana）

　ダンダ・アーサナの姿勢で座位になる（79頁参照）。両膝を折り曲げ、両足の親指の付け根のあたりから紐を回し、その後、両脚を真っ直ぐ伸ばす。息を吸う；胸を上げ、脊柱を伸ばす。息を吐く。背中を真っ直ぐ伸ばして前屈し、できるだけ足の近くで紐を握る。両肘をそれぞれ横に出し、頭を膝に近づける。首の後ろと肩をリラックスさせる。太腿をマットに押し付けたまま、このポーズで8回呼吸する。息を吸い、上体を起こす。

紐を使う木のポーズ
ヴリクサ・アーサナ
(Vrksasana)

　タッダ・アーサナの立位のポーズで立ち(60頁参照)、つま先を広げる。少しずつ左足に体重をかける。右脚を折り曲げ、右足の足首から太腿をぐるりと包むように紐を巻く。紐を使い、できるだけ高く右足を上げ、左脚の内側に右足の裏を置く。右手で紐を握ったまま、このポーズで8回、規則正しい安定した呼吸をする。反対側で繰り返す。

> ✹ **ヒント**　足首や太腿の周囲を紐で巻く代わりに、紐の一方の端を輪にすることもできます。右足にその輪を通し、右足首に回します。紐のもう一方の端を使い、静かに右脚を持ち上げ、左脚の内側のできるだけ高いところまで右足の裏を持って行きます。

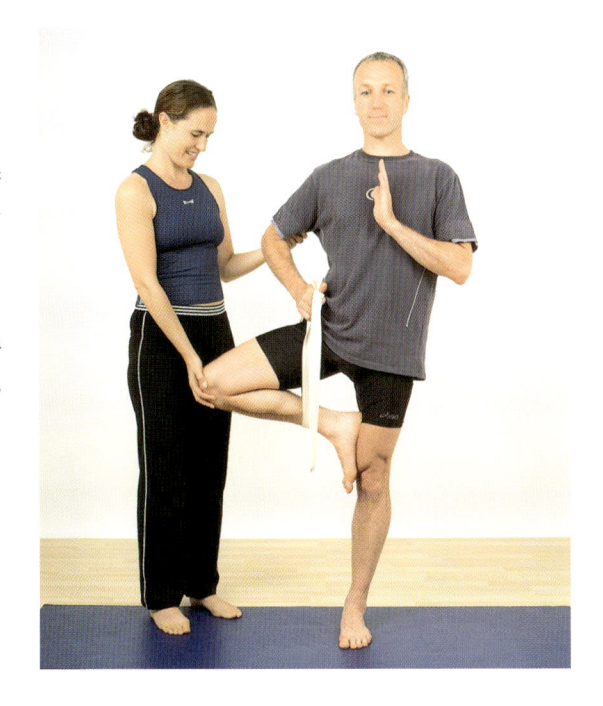

紐を使う牛の顔のポーズ
ゴームカ・アーサナ
(Gomukhasana)

　両脚を真っ直ぐ伸ばして座る。左脚を折り曲げ、左膝を体の中心に揃える。左足の踵を、お尻の右横に置く。左脚の上に右脚を折り曲げ、右足の踵は、お尻の左横に置く。

　右手で紐を掴み、右腕を上げ、肘を曲げて首の後ろに右手を持って行く。背中の腰の位置で、左腕を折り曲げ、右手が掴んでいる紐を握る。紐を使って、左手を右手に近づける。頭と首は真っ直ぐにする。このポーズで8回、均等に呼吸する。反対側で繰り返す。

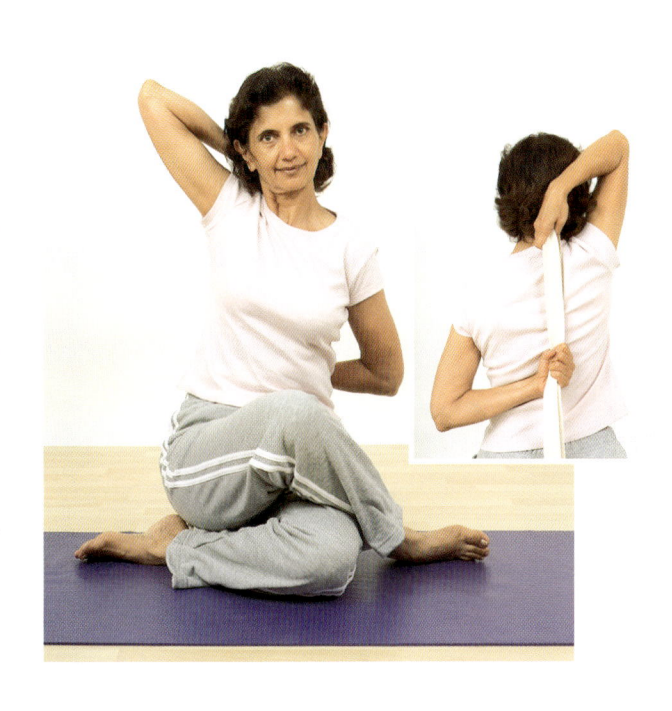

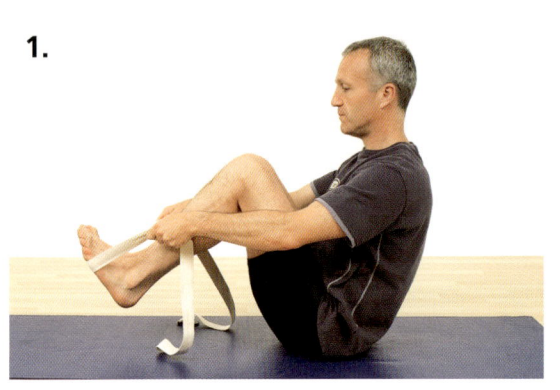

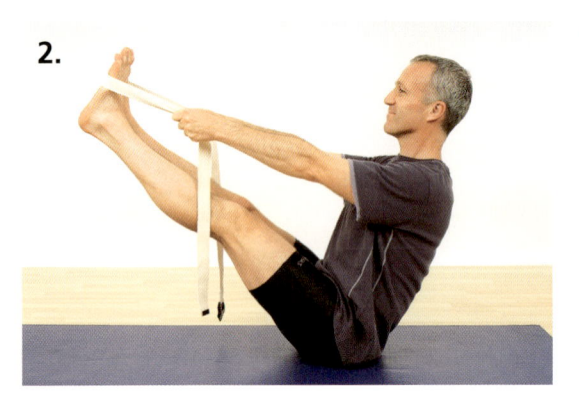

舟のポーズ
ナーヴァ・アーサナ
(Navasana)

1. 両脚を真っ直ぐ伸ばして座る。両膝を折り曲げ、両足の裏に紐を廻す。両手で紐を掴み、ゆっくり、後ろに体を反らし、お尻でバランスを取る。

2. バランスが取れたら、息を吸う。その後、息を吐き、ゆっくり、両膝を真っ直ぐにして、両脚を伸ばす。紐を握ったまま、腹部を引っ込め、このポーズで8回、均等に呼吸する。

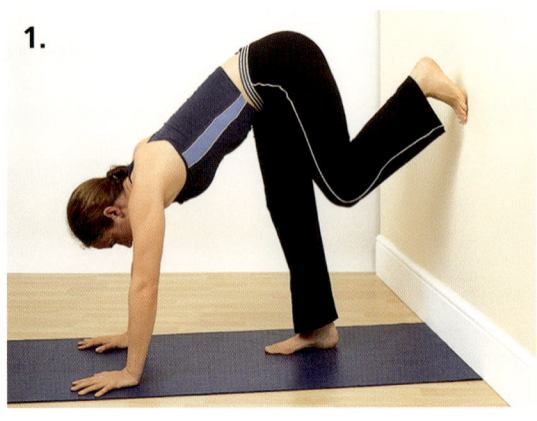

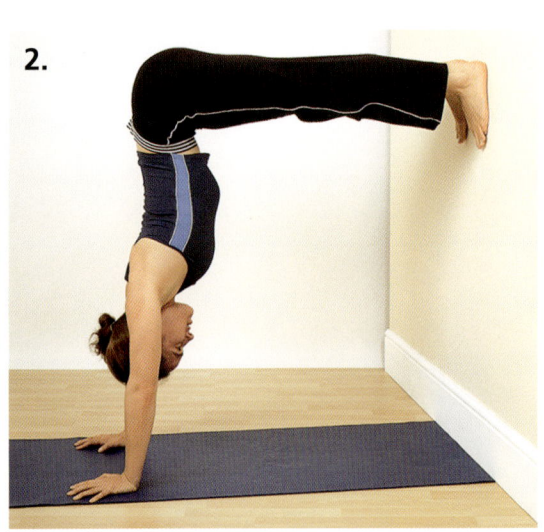

壁を使う半倒立
アルダ・ヴリクサ・アーサナ
(Ardha Vrksasana)

1. 倒立に必要な体力と自信をつける手段として、壁を支えに使い、半倒立を行う。壁に背を向けて立つ。しゃがんで、壁から約3、4フィート(1～1.2メートル)のマットの上に、両手を置く。お尻を持ち上げる。左膝を折り曲げて左脚を上げ、左足の裏を、お尻の高さで壁に着ける。

2. 体の重さを両手に移す。左足を壁に押し付け、右足を持ち上げ、左足に平行に置く。両足を壁に押し付け、両脚を真っ直ぐ伸ばし、両脚と上体を直角にする。10秒から20秒、そのポーズを保ち、注意しながら、両足を一緒に下に降ろす。立ち上がる前に少しの間、しゃがんだ姿勢に戻る。

壁を使う三角倒立
アド・ムカ・ヴリクサ・アーサナ
(*Adho Mukha Vrksasana*)

1. しゃがむ。両手を体の前に出し、壁から6インチ（15cm）のところで、手を肩幅に開き、手の平を下にしてマットに置く。

2. お尻を上に突き上げ、両腕を真っ直ぐ伸ばし、少しずつ体重を両手に移す。息を吸う。息を吐き、壁に向かって右脚を蹴り上げ、左足も続けて蹴り上げる。両手の平をマットに押し付け、両肘を真っ直ぐ伸ばして、肩と胸を持ち上げる。尾骨を引き、背中の湾曲を緩やかにする。両足を揃え、両脚と踵に力を入れる。8回または8回以上呼吸し、片脚をマットに降ろして、体を降ろす。立つ前に数分間、しゃがんだ姿勢に戻る。

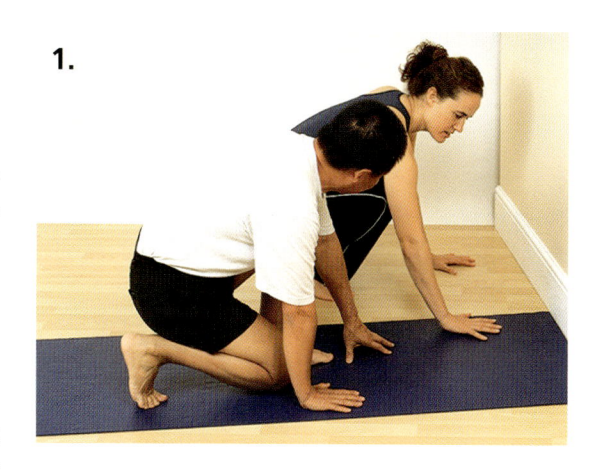

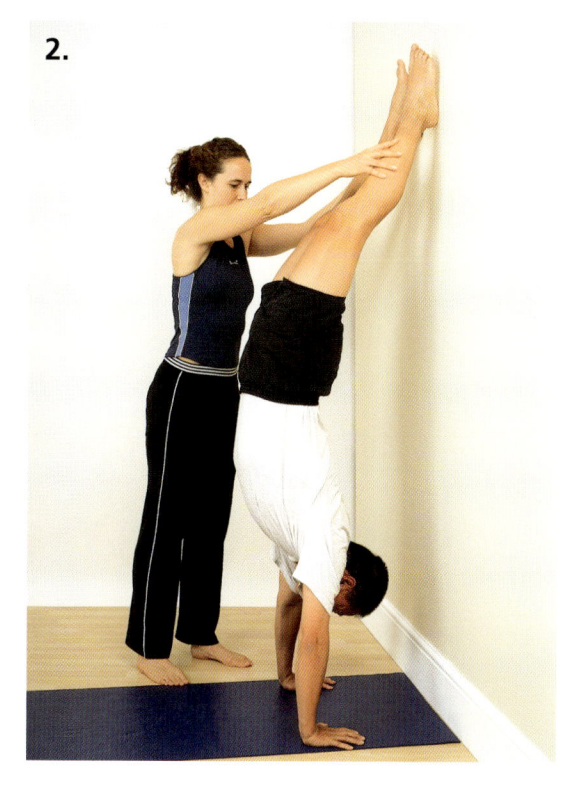

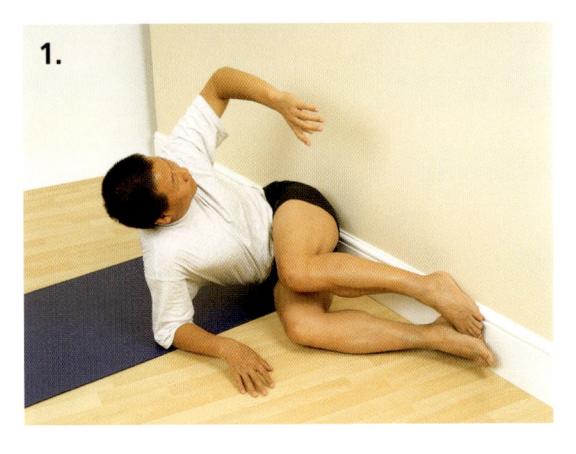

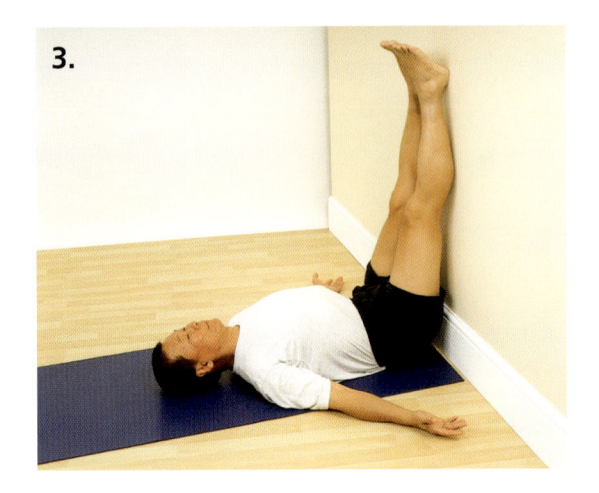

両脚を壁に持ち上げる
ヴィパリータ・カラニ（*Viparita Karani*）

1. 横向きに座り、左のお尻を上にして、お尻を壁に近ずける。

2. お尻が所定の位置になったら、上体の体側を楽にして、マットに転がり、あお向けになる。両脚を壁の上に持ち上げる。

3. 両脚の裏側を真っ直ぐ伸ばし、脚の裏側が壁にピタリと着くようにする。顎を少し引き、首の後ろを真っ直ぐにする。両足首を折り曲げ、脚の裏全体を伸ばす。両腕はそれぞれ体側に置き、リラックスする。そのポーズを10分から15分を保つ。

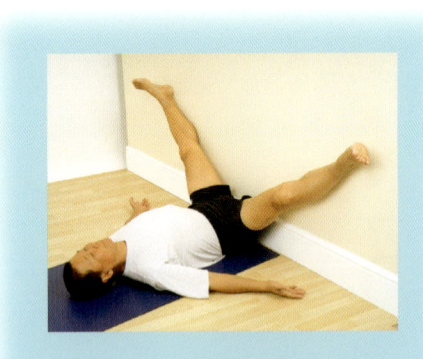

✺ **ヒント** 両脚を開いて、このポーズを行うと、脚の内側をストレッチして、股関節が柔軟になります。

半月のポーズ
アルダ・チャンドラ・アーサナ
(*Ardha Chandrasana*)

1. 壁を背にして、両足を3、4フィート(1〜1.2m)離して立つ。右脚をマットの端に向け、左足の向きを少し変える。両腕をそれぞれ体側に横に伸ばす。息を吸う。息を吐き、右脚を折り曲げ、右手の指先をマットの上に置く。さもなければ、右足の正面約1.5フィート(1m超)の所にブロックを置き、その上に、右手の指先を置く。左足を少し引き、同時に、右脚を真っ直ぐ伸ばし、左脚を、マットに平行の高さに持ち上げる。

2. 左腕を伸ばし、両腕で壁に対して平行な直線を作る。胸をぐるりと回転させ、左のお尻を持ち上げ、体がひとつの面の上にあるようにする。左脚の踵に力を入れてストレッチする。頭の向きを変え、左手の親指を見上げる。体重は、腕ではなく、立っている右足で支える。規則正しく8回呼吸する。反対側で繰り返す。

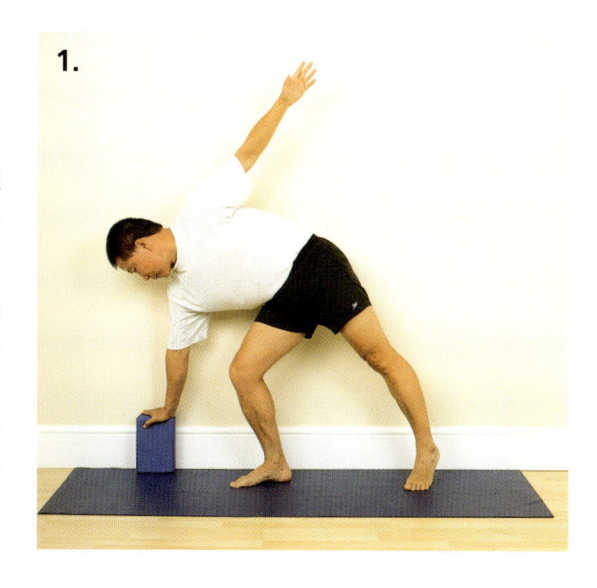

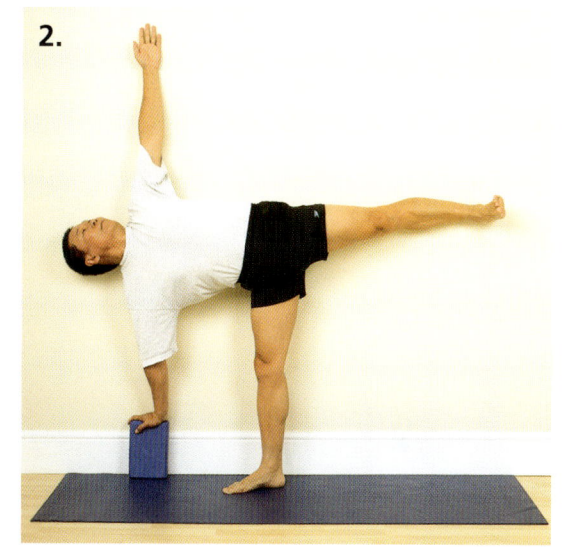

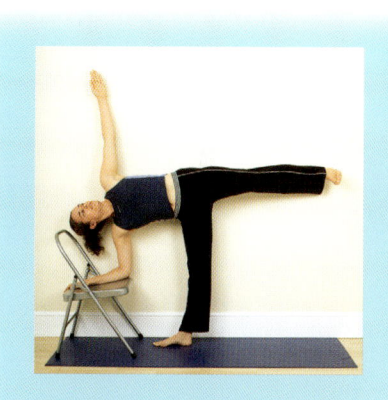

※ **ヒント** 半月のポーズより楽に、このポーズを行うなら、高さと支えの補助として椅子を利用します。

支えを利用して行う動作 43

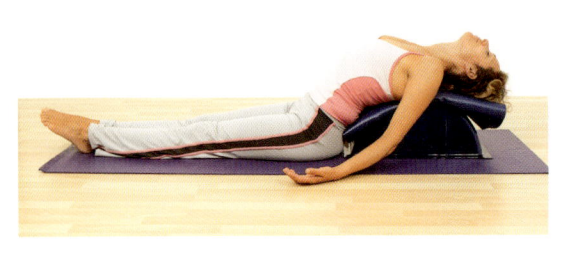

胸郭上部と頸部を開く

　バックアーチの下部にお尻を着けて、ダンダ・アーサナの姿勢で座位になる（79頁参照）。ゆっくり、アーチの上にあお向けに体を降ろす。体を降ろしたら、頭と首をリラックスさせ、肩の力を抜き、胸を広げる。心臓の中心部あるいはチャクラ、胸に意識を集中させる。10分間、規則正しい安定した呼吸をする。

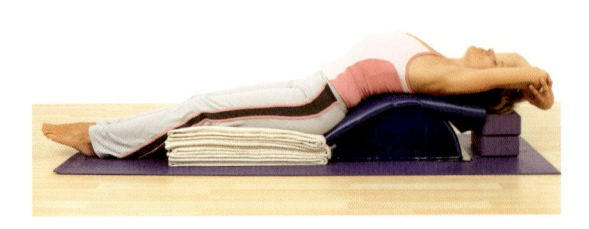

胸郭、脊柱、脇腹を開く

　バックアーチの下部に、畳んだ毛布を3、4枚置き、アーチの後ろにブロックを2個置く。アーチの下部にお尻を着けてダンダ・アーサナの姿勢で座位になる。ゆっくり、アーチの上にあお向けに体を降ろし、後頭部をブロックで支える。両腕を頭上に伸ばし、両肘をそれぞれ反対側の手で掴む。5分から10分、リラックスした呼吸で、ストレッチを楽しむ。

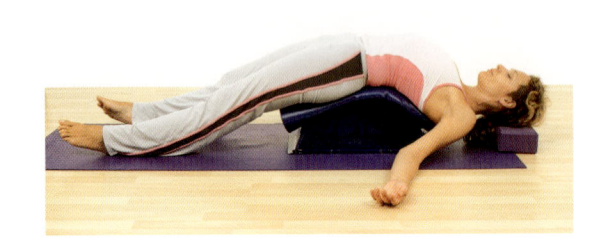

背中の下部と骨盤を開く

　アーチの端に腰を降ろし、ゆっくり、アーチの上にあお向けに体を降ろす。後頭部の下に、支えの補助のブロックを置く。両脚を開いて、伸ばす。手の平を上にして、両腕をそれぞれ、体側に自然に降ろす。10分から15分間、リラックスする。

※　**ヒント**　アーチ（26頁参照）の上の、あお向けになった場所によって、バックアーチがストレッチする背中の部分も様々に異なります。成型プラスチック製のバックアーチは、硬く、滑り易い印象で、何も追加しないで使うと、ふつうは、不快感を感じますから、まず、粘着性のマットの上にアーチを置き、その後、アーチの上にもう一枚、畳んだ粘着性のマットを載せて利用するように、お薦めします。ここで詳しくご紹介するのは、バックアーチを利用する4つのヴァリエーションです。エクササイズのなかには、ブロックや毛布（26、27頁参照）を利用するものもあります。ブロックや毛布は、（あらゆるポーズに共通ですが）、ポーズを始める前に、必ず、マットから楽に手が届く範囲に用意しておきます。

バックアーチを使う半肩立ちのポーズ

　バックアーチの上に腰を降ろす。ゆっくりアーチの上からあお向けになり、肩をマットに着ける。顎を引き、首の後ろを真っ直ぐ伸ばす。両脚を垂直に上げ、1本の足に見えるように揃える。両手はそれぞれ、アーチの両脇に、手の平を下にして、マットの上に置く。リラックスして、5分間、均等に呼吸する。

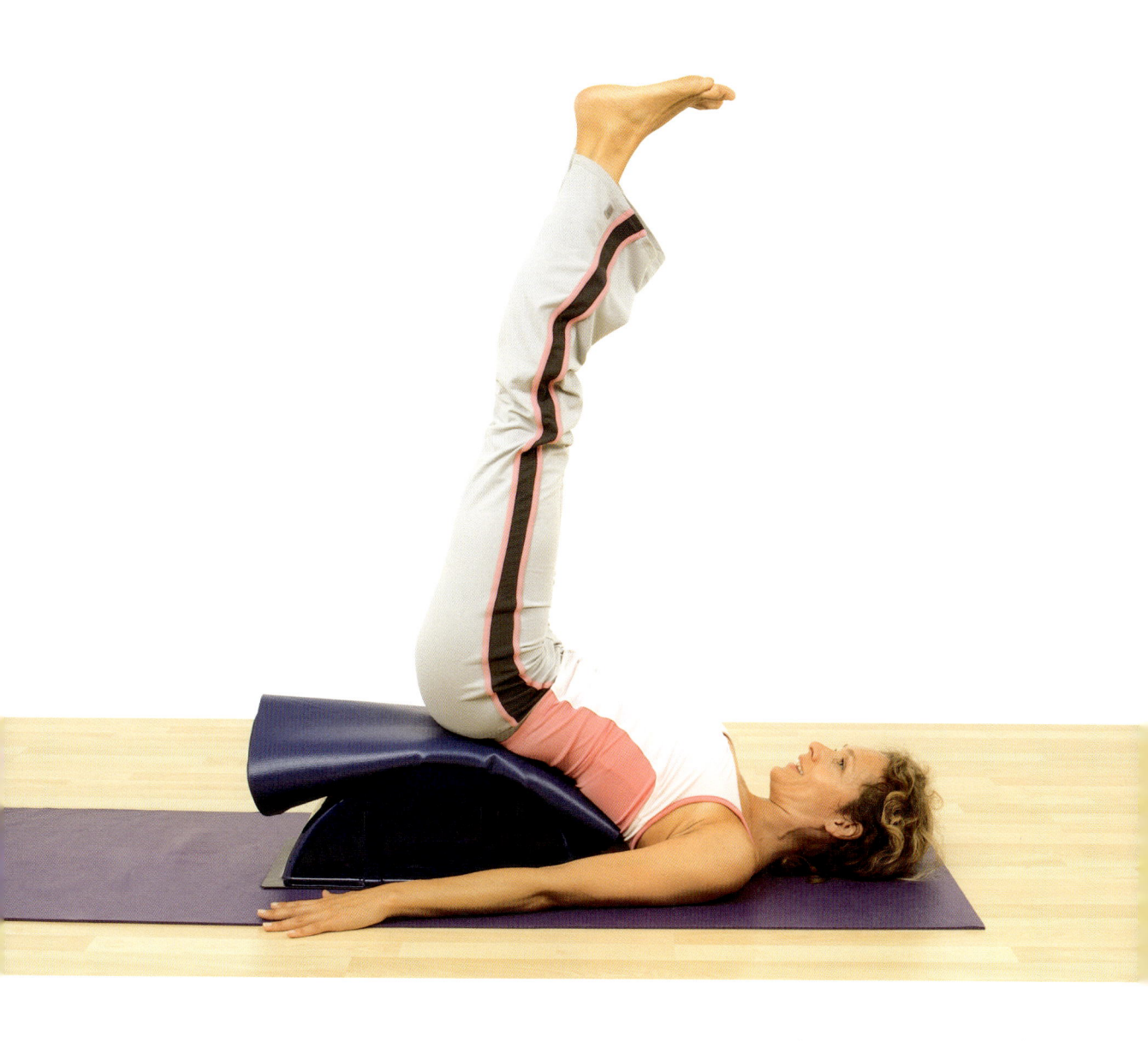

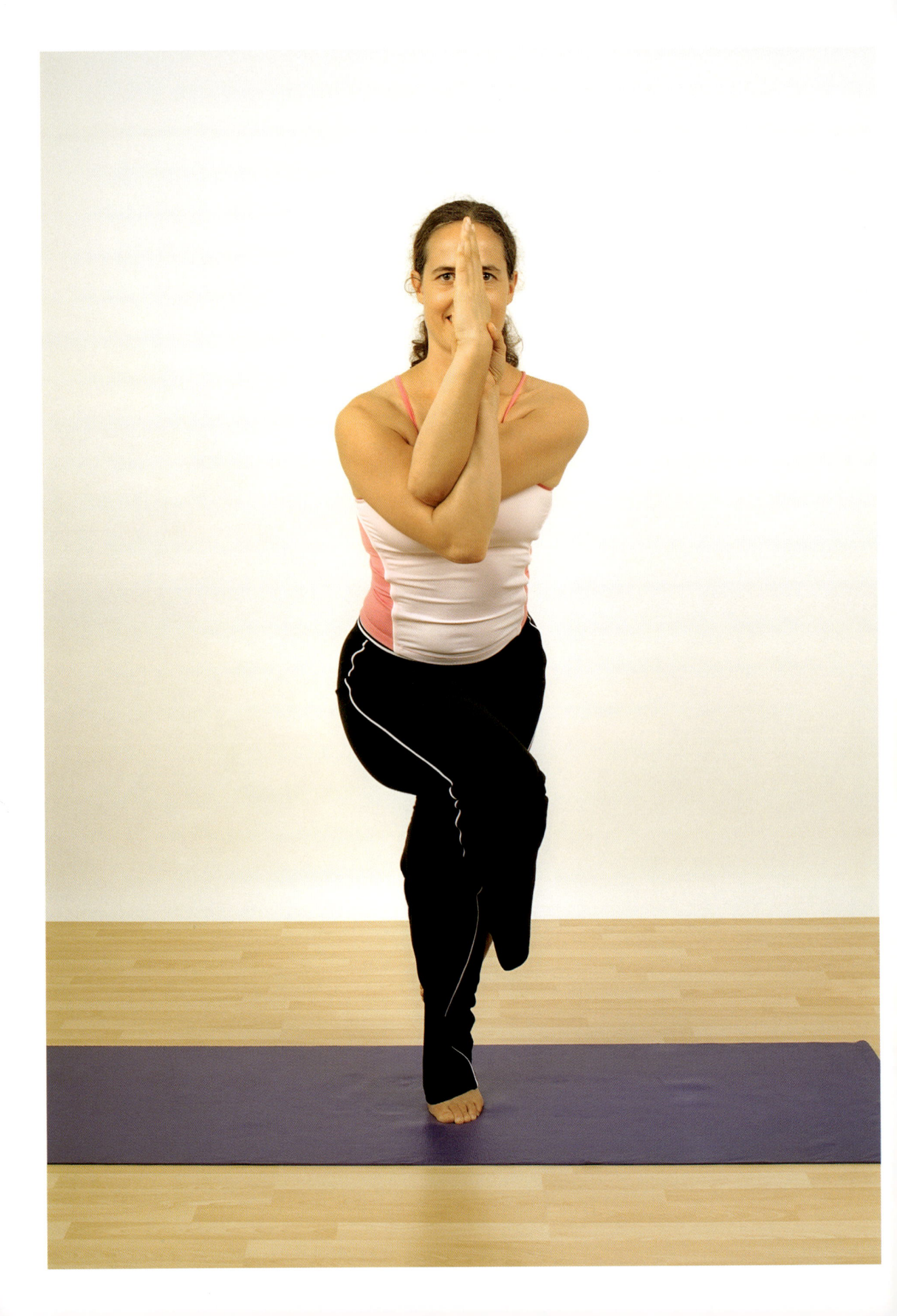

[第 2 章]

関節を健やかに維持する

　ウォームアップのストレッチは、12個の主関節——いずれも左右の、肘、膝、股関節、手首、膝、肩の関節——をほぐすと共に、脊柱が温まるように促します。このエクササイズは、関節痛に苦しんでいる方や、怪我の治療中の方に、効果的です。ウォームアップのシリーズは、筋肉の残留張力をほぐし、関節のこわばりを緩和します。また、さらに複雑なポーズを行うための準備になります。さらに、このシリーズは、繊細なプラーナあるいはエネルギーが、体中をスムーズに流れるように、エネルギーの流れを妨害するものを取り払い、動作をより大きく、伸びやかにしてくれるものです。ウォームアップのエクササイズは、関節の自然な回転や動きに従って、穏やかに、緊張することなく行うことが大切です。エクササイズの最中は、関節や靭帯、筋肉の相互の働きを意識して、一瞬一瞬の動きが、どれほど、体の他の領域と関連しているかを良く観察して下さい。

首の側面ストレッチ

タッダ・アーサナの立位のポーズで立つ（60頁参照）。右肘を折り曲げて持ち上げ、頭の左側に右手の平を置く。写真のように、右肘を横に突き出す。息を吸う。息を吐き、ゆっくり、頭を右に傾ける。顔は正面を向け、必ず、左肩はリラックスさせて、少し下げる。このポーズで数秒間、均等に呼吸する。その後、反対側で繰り返す。

メリット　首の運動は、首を通り、体の様々な部分と関連している神経の全てを整えます。このポーズは、首や肩のこわばりや緊張をほぐすように促します。

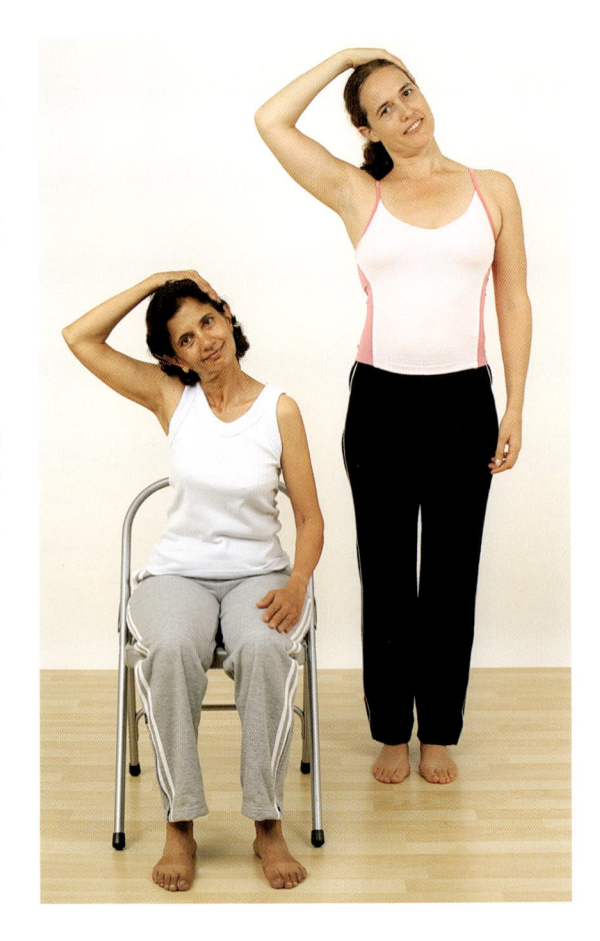

頭の向きを変える

1. タッダ・アーサナの立位のポーズで立つ（60頁参照）。さもなければ、脊柱を真っ直ぐ伸ばして椅子に直立に座る。息を吸う。息を吐き、頭の向きを変え、左肩の先を見る。少しの間、このポーズで静かに呼吸する。

2. 息を吸い、頭の向きを正面に戻し、反対側で繰り返す。

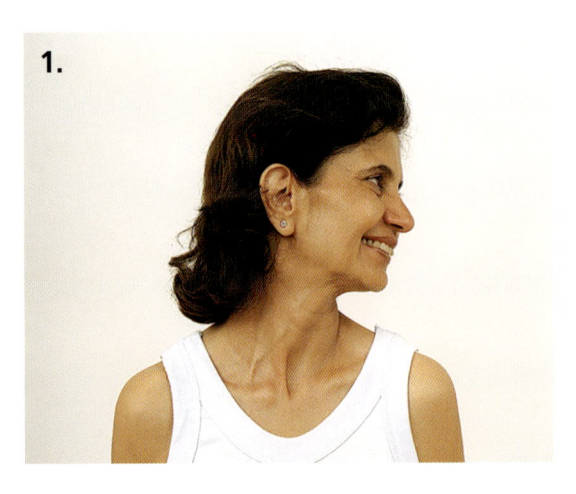

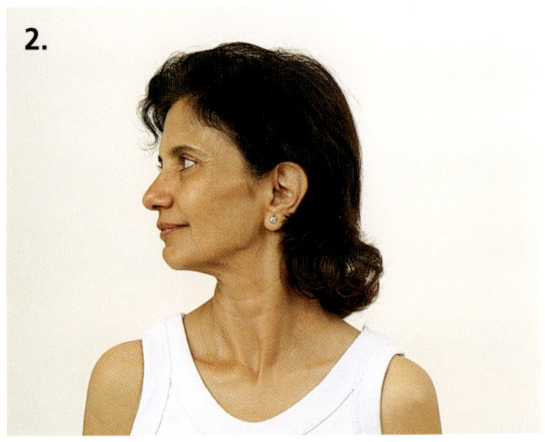

1.

2.

頭を回す

1. このアーサナは、各段階を流れるように行う。腕と肩の力を抜き、立位の姿勢、または、楽な座位の姿勢で脊柱を真っ直ぐに伸ばして直立に座って始める。息を吐き、胸骨に向かって顎を引く。

2. 息を吸い、静かに頭を回すように上げて、横になったら、右肩の上を見る。できるだけ優しく流れるように動作を行う。息を吸い、続けて、頭を上に回して、天井を見上げる。必ず、肩甲骨をリラックスさせる。

3. 息を吐き、ゆっくり、頭を上から反対側に降ろし、左肩の上を見る。その後、頭を回して、最初の位置に戻す。このエクササイズを左右それぞれの方向に、2回繰り返す。首に違和感や不快感を感じたら、その時点で少し休み、呼吸して、緊張をほぐす。

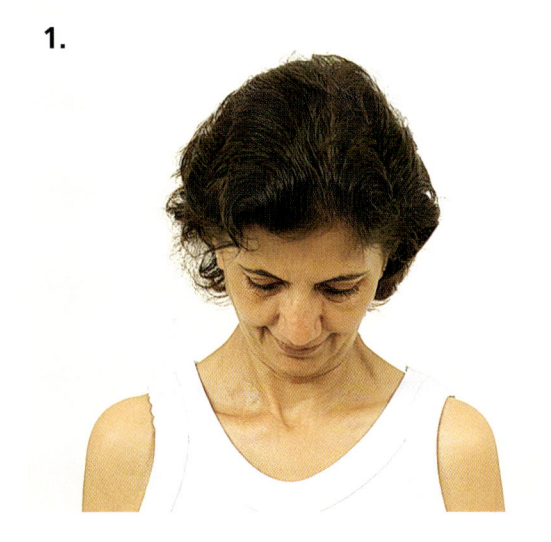

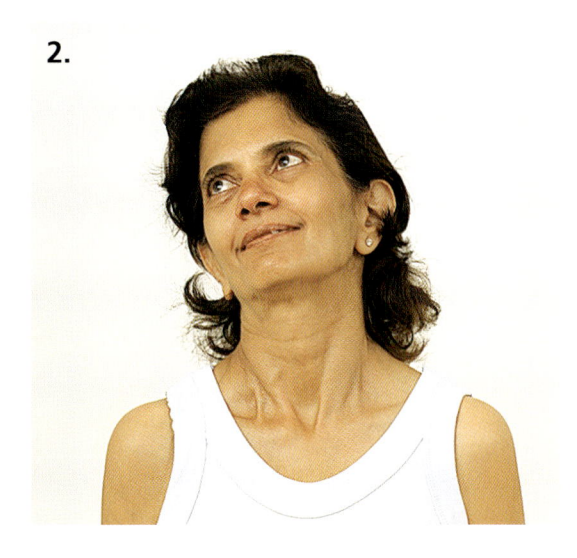

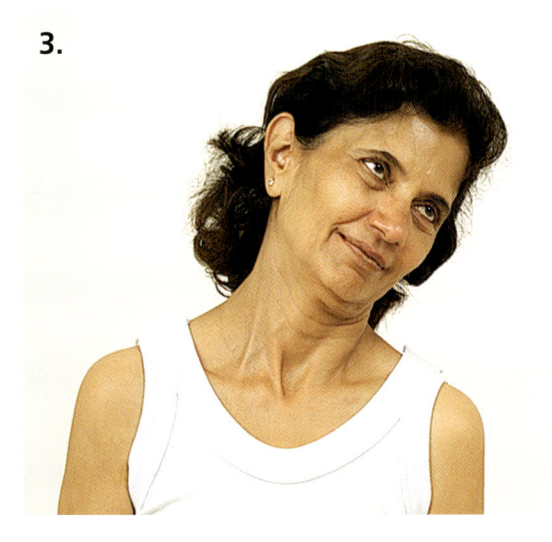

1.

2.

3.

関節を健やかに維持する 49

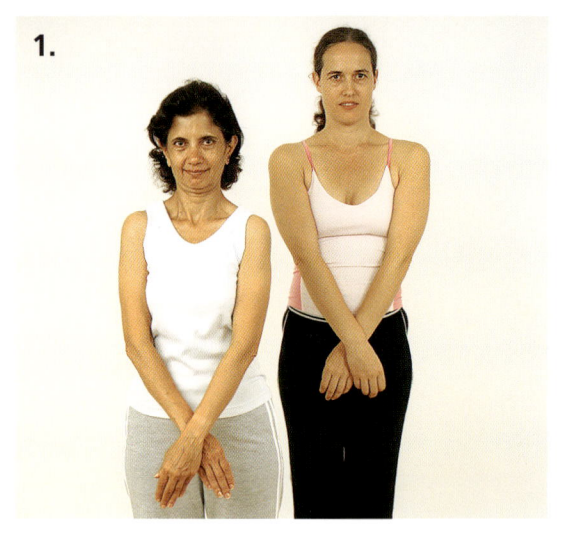

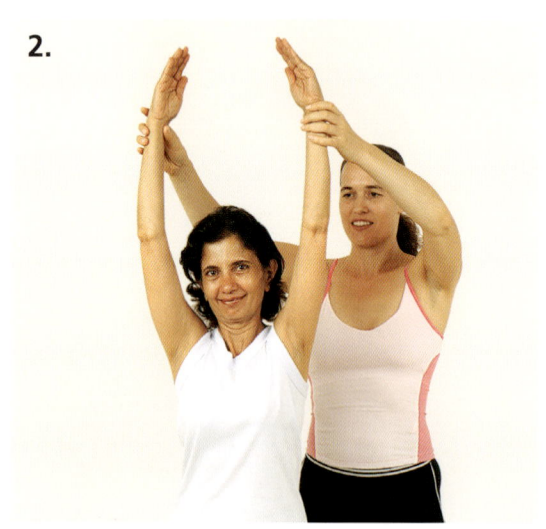

肩を回す

1. 両足を揃えて、タッダ・アーサナの立位のポーズで立つ(60頁参照)。手を左右それぞれ、軽く握りこぶしのようにして、手首のあたりで交差させる。

2. 息を吸い、ゆっくり、両腕を回すように頭上に上げる。必ず、肩はリラックスさせる。

3. 息を吐き、両腕を回し続けて、自然な流れで体側に伸ばす。両腕を逆に回して、また、横に伸ばし、ぐるりと1周させて元の位置に戻す。少なくとも2回、同じ方向で肩を回し、その後、逆方向に2回繰り返す。逆方向に肩を回す時は、両腕を後ろから回し、頭上で手首を交差させて進める。

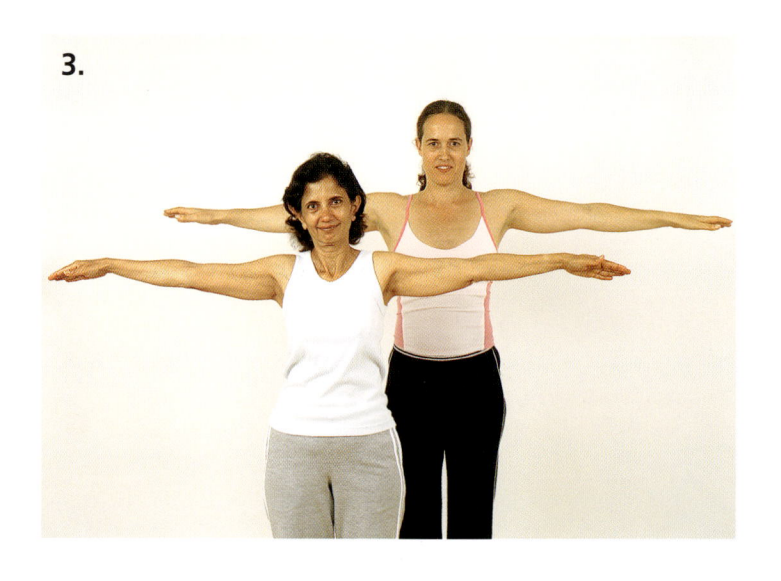

肘を曲げる

1. 腕と肩をリラックスさせて、立つ。あるいは、楽な座位の姿勢で座る。息を吸い、両肘を折り曲げ、手か、指先を、肩の上に置く。

2. 息を吐き、肘を伸ばして、両腕を前に差し出す。3回から5回繰り返す。

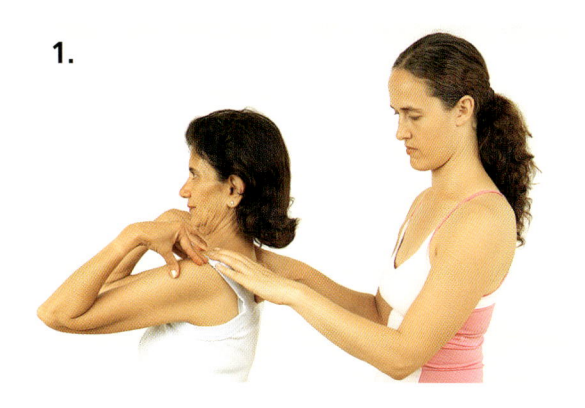

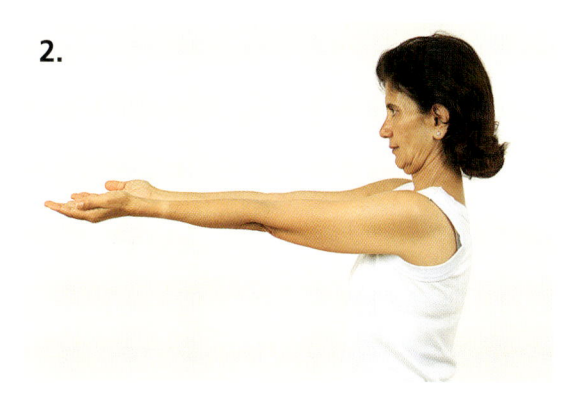

1.

2.

手首を回す

　腕と肩をリラックスさせて、立つ。あるいは、楽な座位の姿勢で座る。両腕を楽な位置に持ち上げ、手首をゆっくり回す。右回りと左回り、一方向に10回、次に逆方向に10回、回転させる。

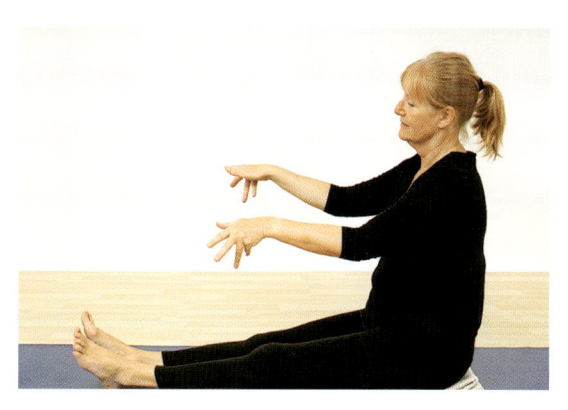

足首を回す

　両足を前に出して、ダンダ・アーサナの姿勢で座位になる(79頁参照)。右脚をマットから数センチ上に持ち上げ、写真のように右足を支えて、ゆっくり足首を回す。右回りと左回り、一方向に10回、次に逆方向に10回、回転させる。反対の脚で繰り返す。

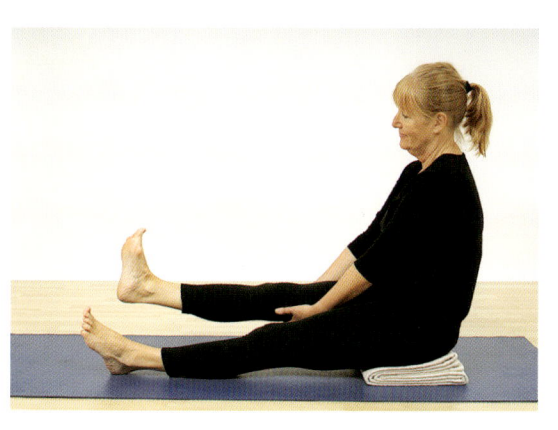

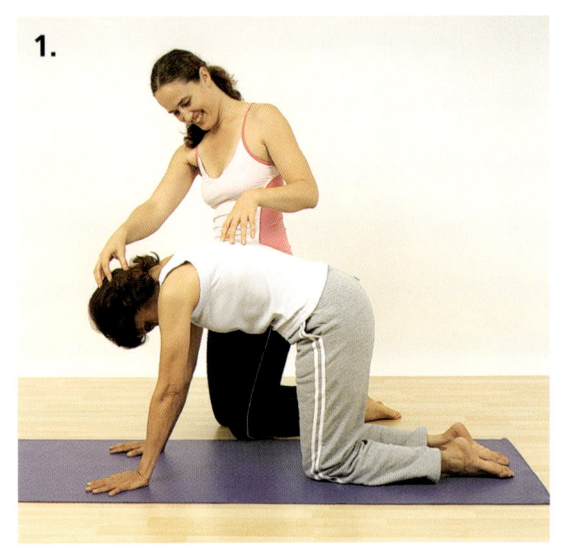

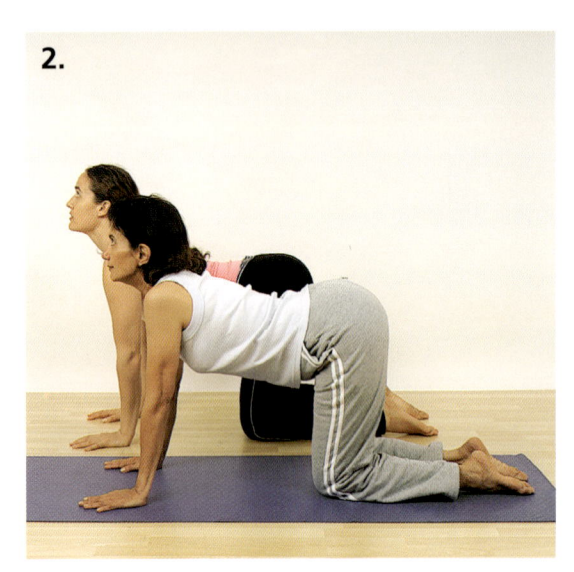

猫のポーズ
マジャリ・アーサナ
(*Majariasana*)

　このポーズは、脊柱全体を温めて柔軟にします。脊柱の最下部から動かし始めます。

1. 両肩の下にそれぞれ手を置き、股関節の下に両膝を着いて、四つん這いになって始める。息を吸って、尾骨を持ち上げ、脊柱をへこませ、腹部を下げる。両手をマットに押し付け、頭と胸を上げ、上を見上げる。

2. 息を吐き、尾骨を引き、背中を弓なりにして、顎を胸に向かって引き、頭は下を向く。脊柱をできるだけ高く、反って伸ばす。尾骨を下にする。1、2のステップを数ラウンド繰り返す。呼吸に合わせて、できるだけ流れるように動作を行う。

鷲のポーズ
ガルダ・アーサナ
(*Garudasana*)

1. タッダ・アーサナの立位のポーズで立つ(60頁参照)。体の正面の特定のポイントに焦点を充てて意識を集中させ、バランスを取る。息を吸い、両腕を頭上に上げる。

2. 息を吐き、左腕を下にして右腕と交差させる。

3. 両腕をひねり、手の平と手の平を触れ合わせる。両肘を折り曲げ、手の平を鼻の正面に持って行く。息を吸う。

4. 息を吐き、両膝を折り曲げ、左脚の太腿の上に、右脚の太腿を持ち上げる。左脚のふくらはぎの辺りを覆うように、右足を置く。両膝と両肘を体の中心に揃える。均等に呼吸して、このポーズを8秒間保つ。ポーズを解き、反対側で繰り返す。

メリット 鷲のポーズは、足首とふくらはぎを強化し、股関節と肩のこわばりを取り除きます。加えて、血液の循環を改善し、集中力とバランス力も向上させます。

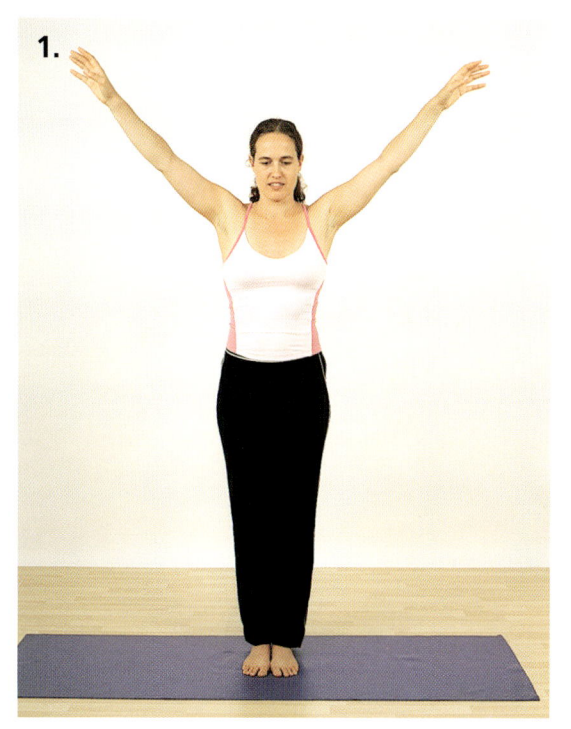

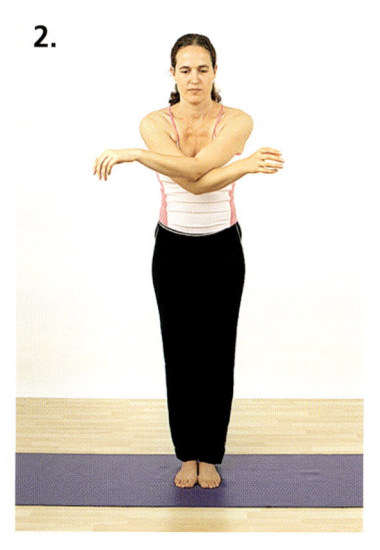

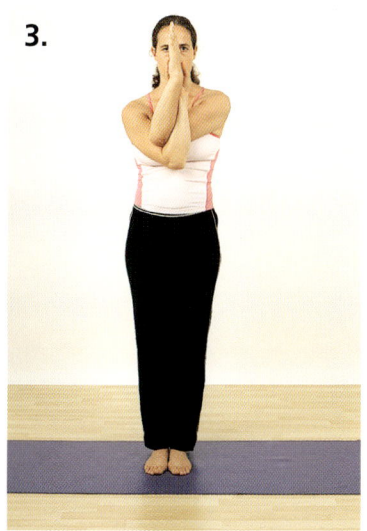

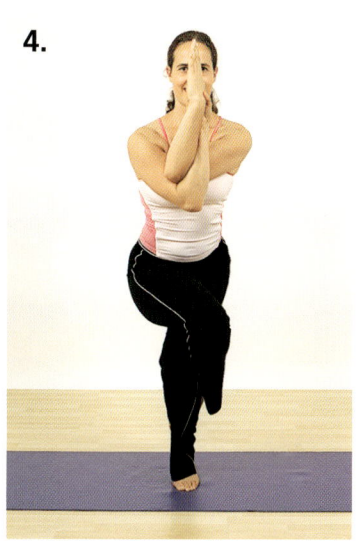

太陽礼拝のポーズ
スーリャ・ナマスカーラ
(*Surya Namaskar*)

　太陽礼拝のポーズは、呼吸と連動する14のアーサナの、ダイナミックな連続シリーズです。アーサナの流れは、完璧なウォーム・アップとして働き、体に熱を生みます。このウォーム・アップは、脊柱を柔軟にし、関節、筋肉、内臓を整えます。

1. 両足を揃え、マットの前方に、タッダ・アーサナの立位のポーズで立つ（60頁参照）。胸の前で両手を合わせる。

2. 息を吸い、両腕を頭上に伸ばして、親指を見る。胸を上げ、ゆっくり、背中を反らす。腕は左右共に耳の脇に着ける。背中の下部に無理な力を入れないように注意する。

3. 息を吐き、脊柱と両脚を真っ直ぐ伸ばしたまま、両腕を伸ばして腰から前屈する。

4. 頭を膝に向かって降ろし、両手はそれぞれ、両足の脇に置く。手がマットに届かない場合は、両膝を折り曲げる。

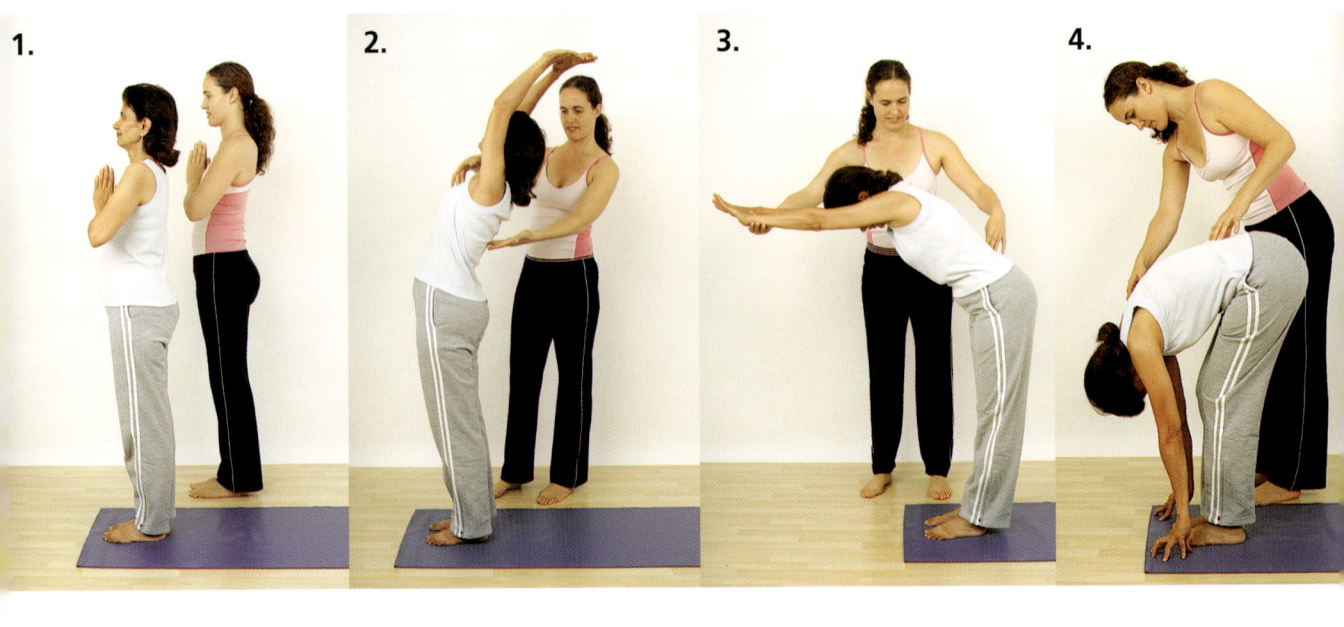

5. 息を吸い、右脚を後ろに伸ばして、マットに右膝を降ろす。胸を上げ、上を見上げる。

6. 息を吐き、ステップして、左足と右足を揃える。両手に力を入れてマットに押し付け、骨盤を持ち上げて、両足の踵をマットに押し付け、下を向く犬のポーズになる。頭と首をリラックスさせ、足のほうを見る。息を吸う。

7. 息を吐き、両膝を折り曲げ、両肘の後方に置く；骨盤を上げたまま、胸を下に降ろし、マットに着ける。顎をマットに置く。

8. 息を吸い、骨盤を降ろし、尾骨を引き、脊柱を伸ばして体を前に滑らせる。両手に力を入れ過ぎないようにして、頭、首、胸を持ち上げる。上を見る。骨盤はマットに着ける。

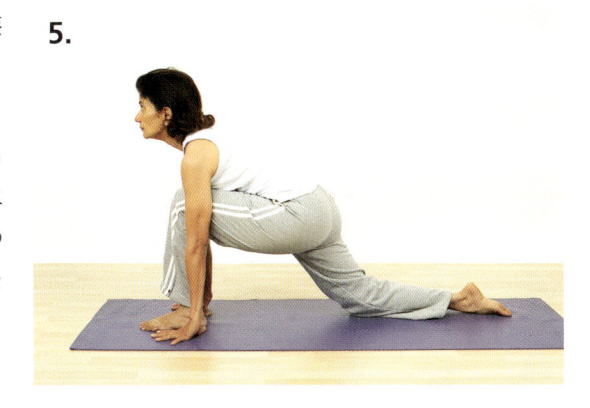

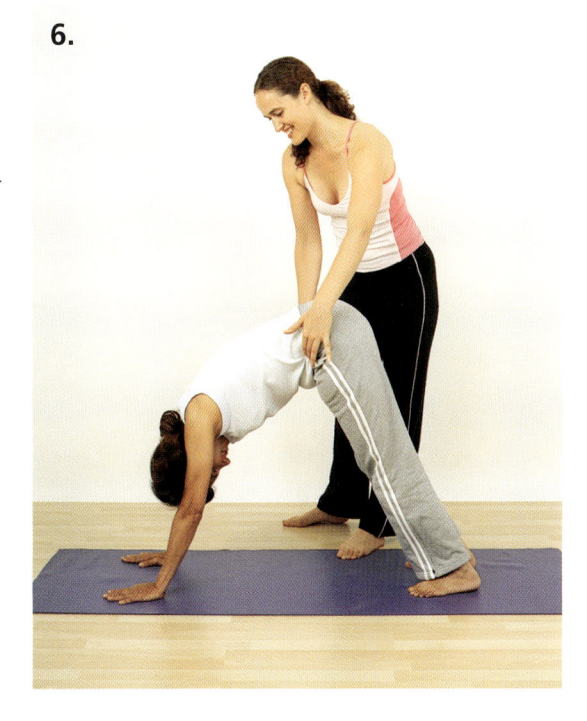

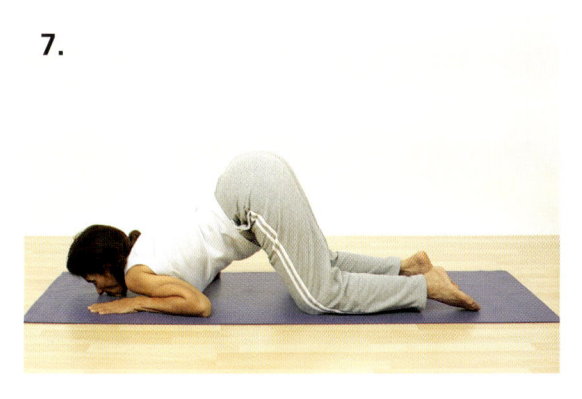

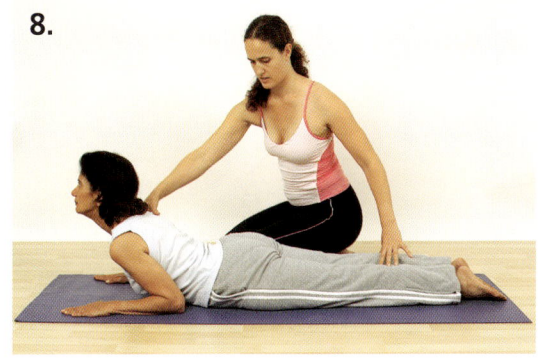

5.

6.

7.

8.

関節を健やかに維持する　55

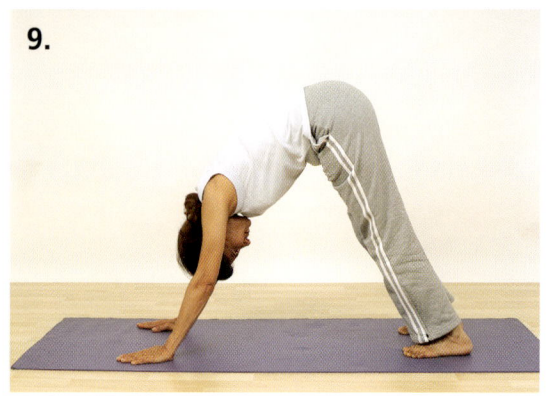

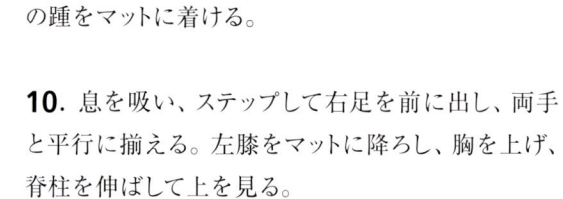

9. 息を吐き、両手をマットに押し付け、お尻と背中を上げて、下を向く犬のポーズになり、体の形を三角形にする。頭頂部をリラックスさせてマットのほうに向け、首は楽にする。脊柱は伸ばしたまま、両足の踵をマットに着ける。

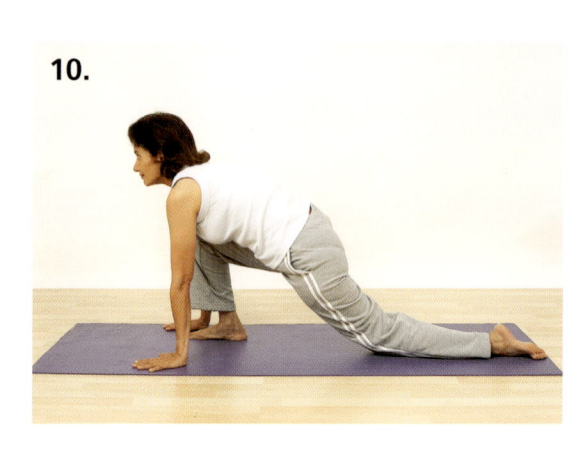

10. 息を吸い、ステップして右足を前に出し、両手と平行に揃える。左膝をマットに降ろし、胸を上げ、脊柱を伸ばして上を見る。

11. 息を吐き、左足を前に出し、右足に揃えて前屈する。骨盤を上げ、両膝の裏側を真っ直ぐ伸ばす。頭は膝のほうに向けて、リラックスさせる。

12. 息を吸い、両腕はそれぞれ、耳に平行に差し出し、脊柱を伸ばして上体を起こし、両腕を頭上に上げて、立位のポーズに戻る。

13. 胸を上げ、ゆっくり、背中を反らす。

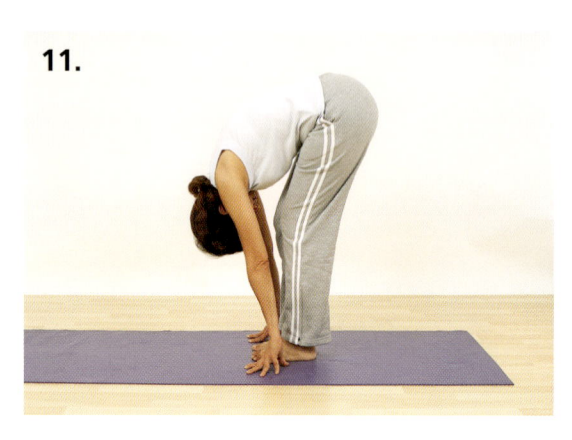

14. 息を吐き、胸の前で両手を合わせて、祈りのポーズを取る。左足を軸足にして、太陽礼拝のポーズの全工程を、最初から最後まで繰り返す。

12.

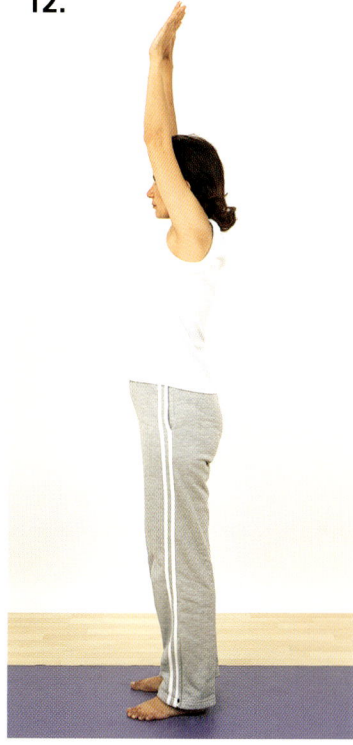

13.

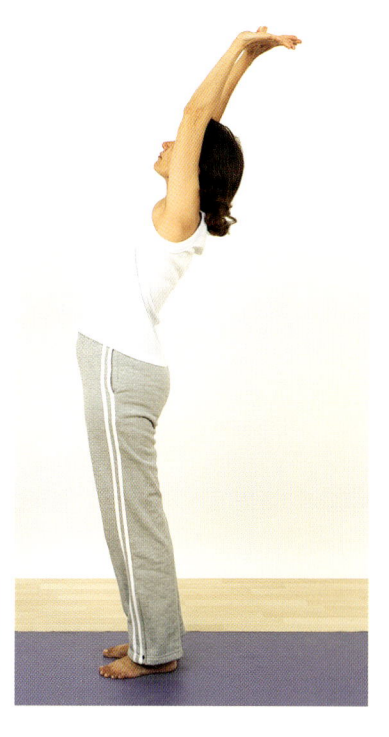

14.

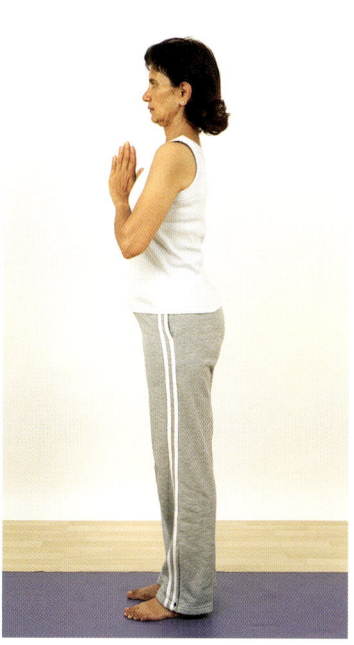

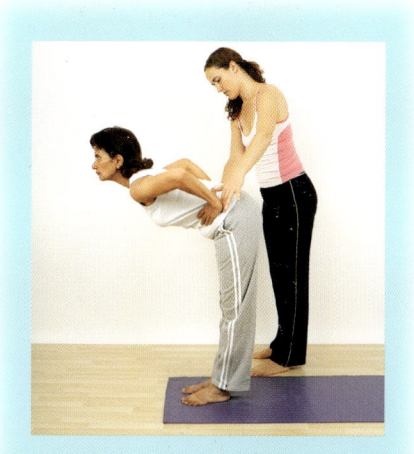

✺ **ヒント** 背中の下部に問題を抱えていたら、両膝を折り曲げ、腰に手を置いて、ステップ4の動作に入ります。4が終わったら、ステップ12で動作を終えます。

関節を健やかに維持する 57

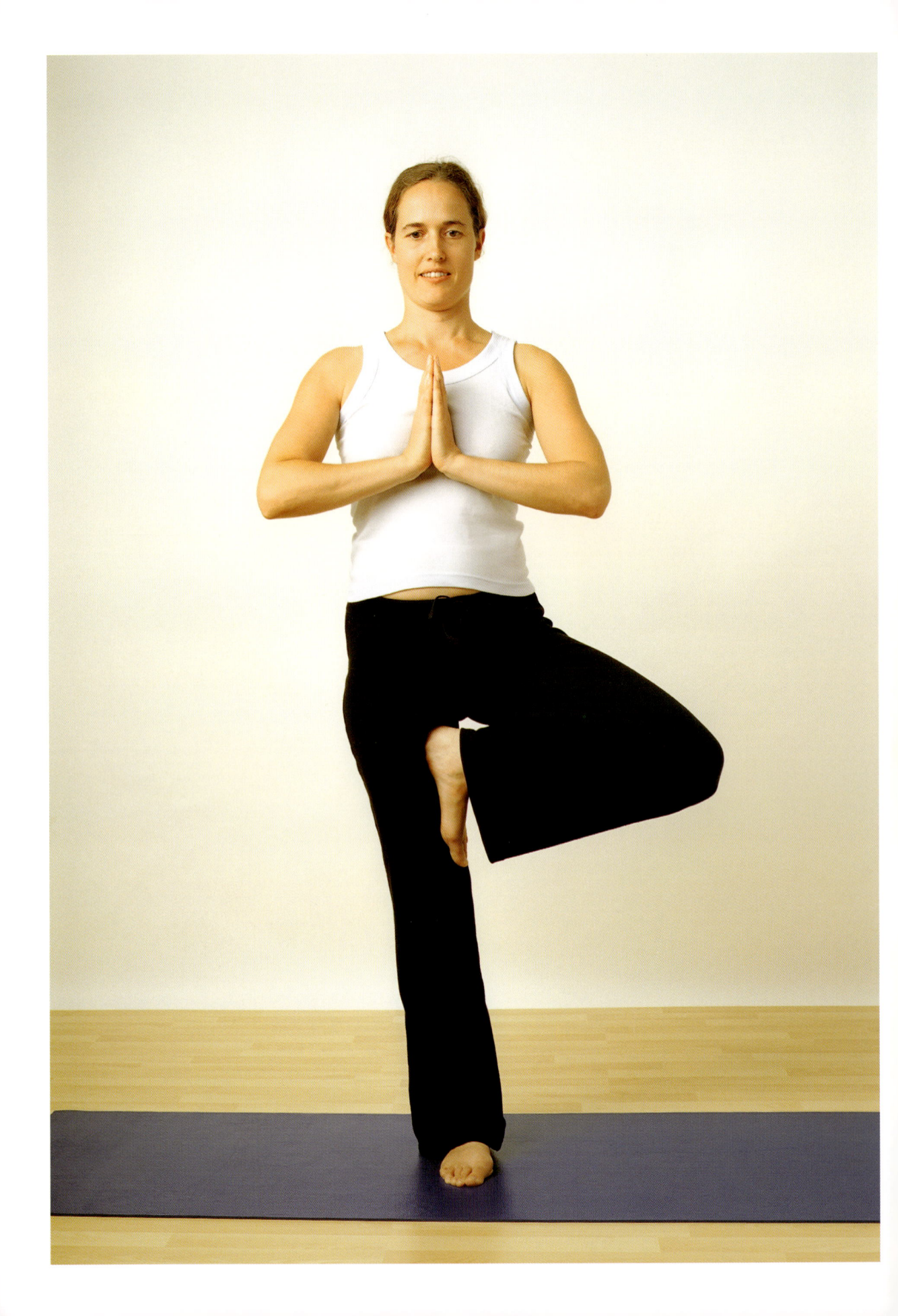

[第 3 章]

立位のポーズ

　立位のポーズは、バランス取ることや体を整える力を改善します。足を上げることを始めとして、強く安定した体力の、土台作りを助けるものです。さらに重要なことは、立位のポーズが、体のバランスを取って、優雅に二本の足で、自信を持って立つことを教えてくれることです。全身にリフレッシュ効果を与える立位のポーズは、呼吸を活性化させ、血液の循環を改善します。さらに、消化の働きを助け、体の動きも向上させてくれます；特に、関節痛やリューマチに悩まされている人には効果的です。また、立位のポーズは、その大きな動きで、一連の大きな筋肉を温めますから、ポーズに連動するウォームアップのエクササイズとしての役割も果たします。立位のポーズで行う、体を丸めたり関節を折り曲げたりする動作のお蔭で、主な関節は潤滑油が与えられたように動きが滑らかになり、骨格の構造も整えられます。ポーズを行う時は必ず、安全のために、滑らないマットの上で行います。

山のポーズ
タッダ・アーサナ
(*Tadasana*)

　タッダ・アーサナは、初級の立位のポーズです。体を再調整し、バランスを取ることを教えてくれます。さらに、心も安定させてくれます。立位のポーズから次の立位のポーズに移る間に、必ず、タッダ・アーサナに戻ります。

1. 両足を揃え、つま先を離して立つ。脊柱を真っ直ぐ伸ばし、胸を上げ、姿勢良く直立する。体重は、両足に均等にかける。両脚の太腿の筋肉に力を入れて上に引き、両脚全体に力を入れ、両膝の位置を高くする。尾骨を少し引き、必ず、頭、肩、お尻が、踵の真上になるようにする。両腕はそれぞれ、体側に置き、両手はリラックスさせる。

2. 肩を前後に回し、肩甲骨をリラックスさせる。首の後ろを真っ直ぐ伸ばし、顎を少し引く。お臍から下の下半身は地に根を下ろしていると想像して感じ取り、同様に、お臍から上の上半身は天まで吊り上げられていると想像して感じ取る。静かに8回または8回以上呼吸する。

1.

2.

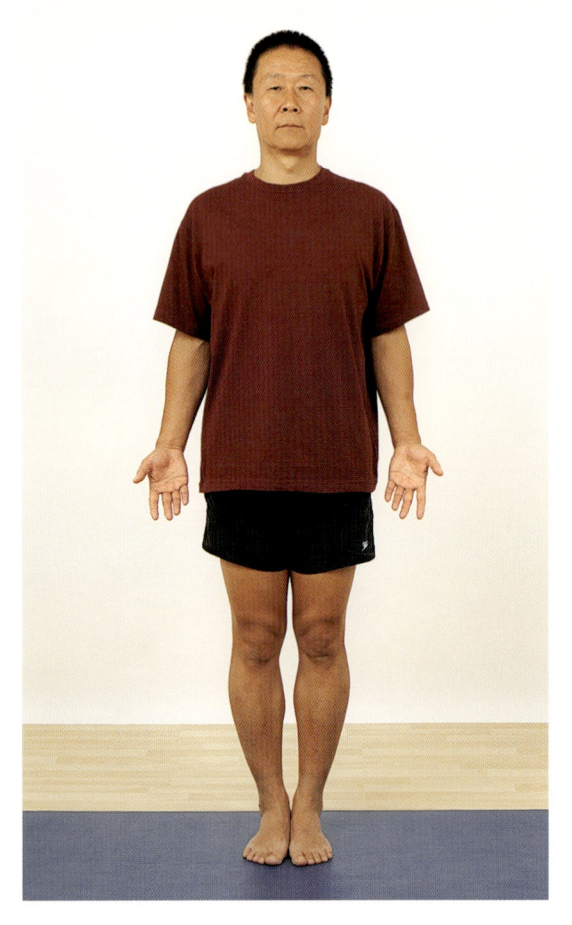

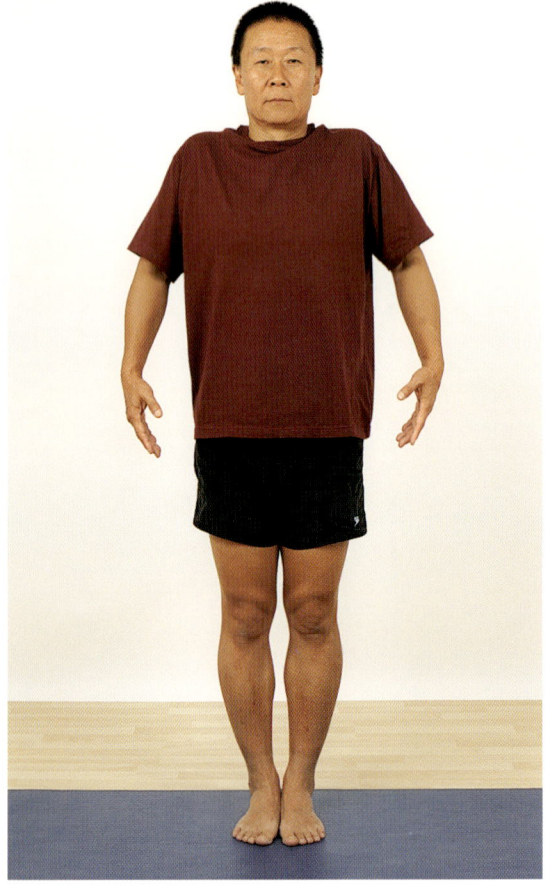

両腕を上げる山のポーズ
ウールドヴァ・ハスタ・アーサナ
(*Urdhva Hastasana*)

1. タッダ・アーサナの立位のポーズで立つ(左頁参照)。息を吸う。息を吐き、両腕をそれぞれ、体側に伸ばし、両腕を頭上に平行に上げる。

2. 両肘を真っ直ぐ伸ばし、上を見る。静かに8回呼吸する。両腕を放す。

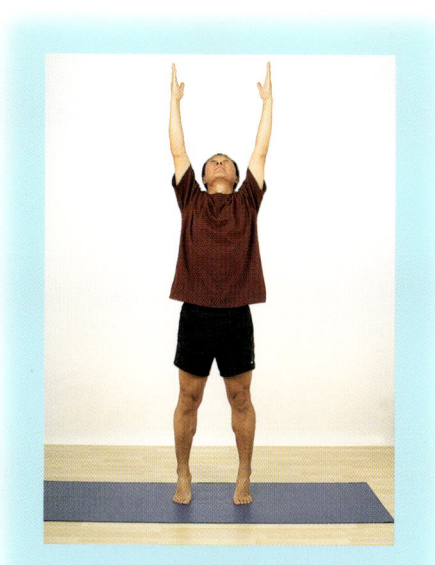

✲ **ヒント** このヴァリエーションは、つま先のストレッチと強化に役立ちます。両足をお尻の幅に広げて立ち、息を吸って、両腕を頭上に上げます。足の親指の付け根のあたりに力を入れ、つま先立ちします。つま先のストレッチで、8回呼吸します。

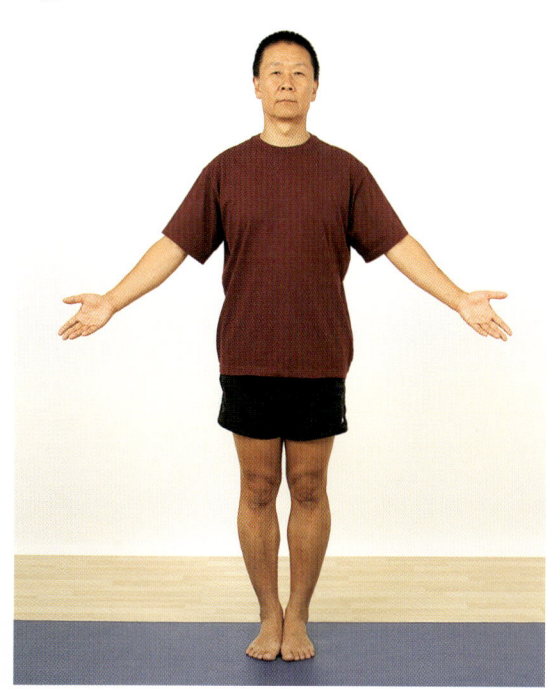

1.

2.

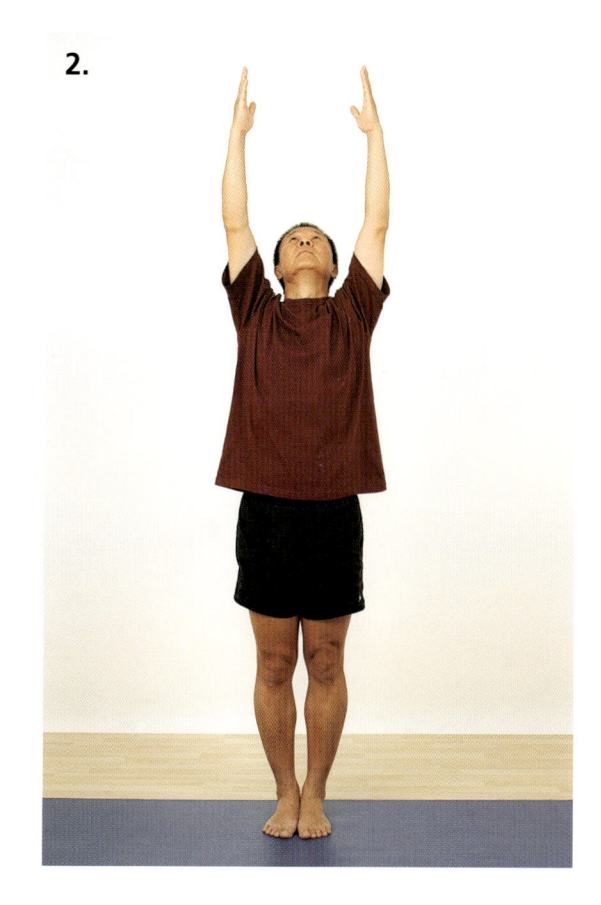

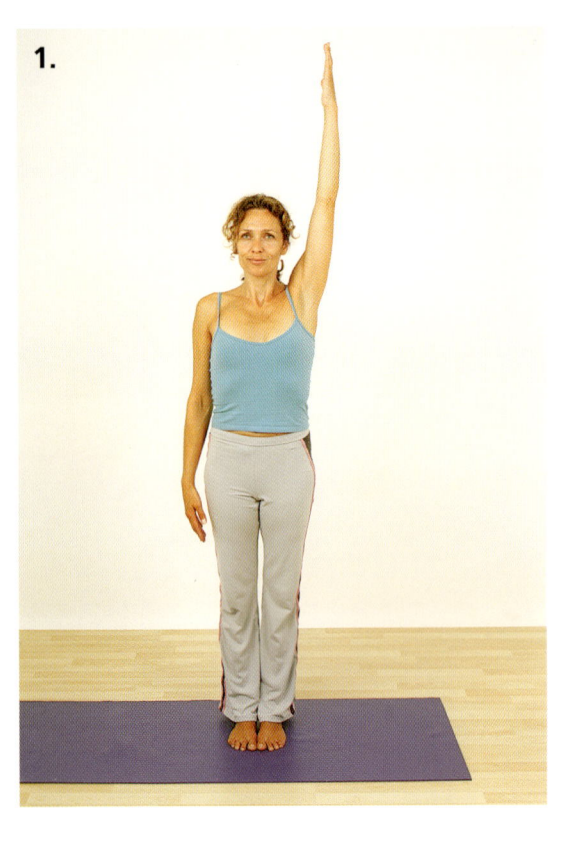

立位の体側ストレッチ
ティヤカ・タッダ・アーサナ
(*Tiryaka Tadasana*)

1. タッダ・アーサナの立位のポーズで立つ（60頁参照）。息を吸い、左腕を頭上に上げ、左手の平は内側に向ける。

2. 息を吐き、お尻の左側に力を入れ、腰から体を持ち上げるように上体を右に倒す。踵からつま先まで体の左側全体のストレッチになっていることを感じ取る。右側に倒れないよう注意して、8回呼吸する。反対側で繰り返す。

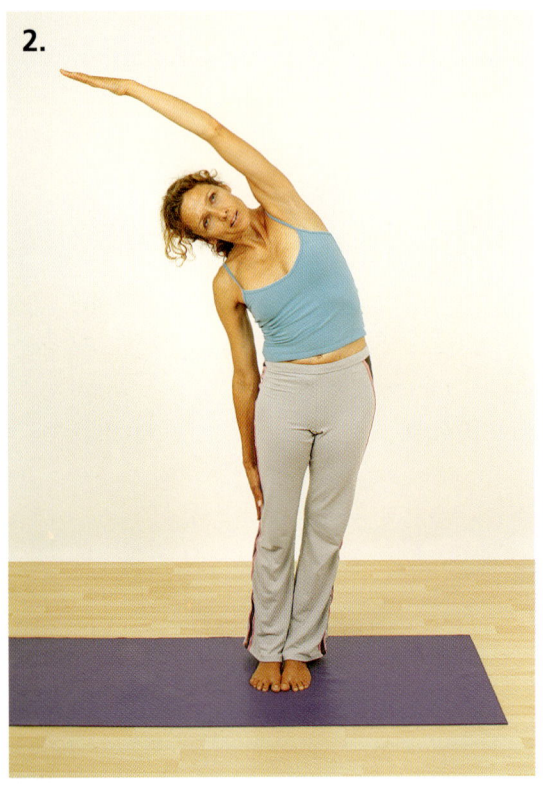

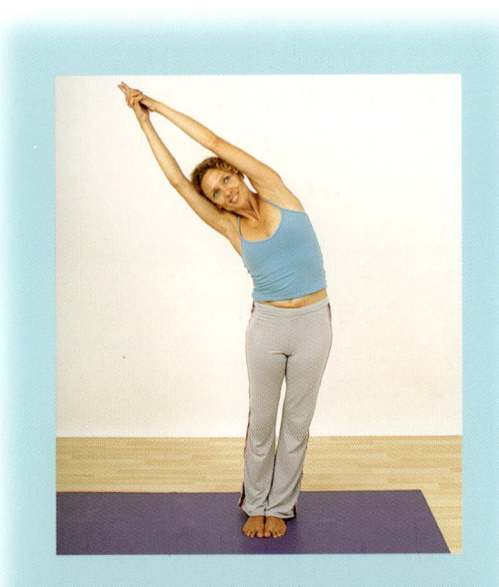

※ **ヒント** さらに強力なストレッチには、両腕を頭上に上げ、人差し指以外の指を組んで、上と同じエクササイズを繰り返します。

前屈　1
ウッターナ・アーサナ1
（Uttanasana I）

1. 両足を揃えて立ち、息を吸う。両手をそれぞれ、左右の股関節の上に置き、胸を上げる。息を吐き、両膝を曲げないで、できるだけ深く前屈する。

2. 両手でそれぞれ、足首の後ろを掴み、顔を膝に近づける。両膝、股関節、両足を平行に揃える。両足の土踏まずを持ち上げ、両脚に力を入れたまま、上体をリラックスさせる。このポーズで8回呼吸する。

前屈　2
ウッターナ・アーサナ2
（Uttanasana II）

　このヴァリエーションは、首と肩のこわばりをほぐします。

1. 両足を揃えて立ち、息を吸う。背中の下部に痛みがある場合は、両足のつま先を少し内側に向けて、ポーズを取る。背中に両腕を回して手を握り、肩甲骨を下に引いて伸ばす。握った両手をお尻の上のほうに持ち上げる。

2. 息を吐き、胸から先に上体を降ろして、腰から前屈する。膝に頭を持って行く。肩の力を抜いて、両腕を放し、両手を前に伸ばす。

メリット　前屈すると、心臓は休息を与えられ、新鮮で酸素を豊富に含む血液を、脳の組織が受け取ることになります。

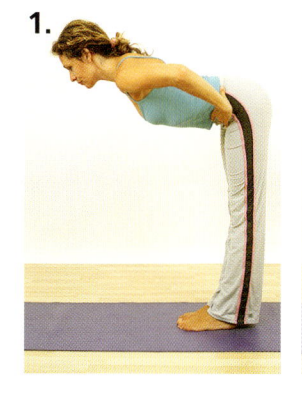

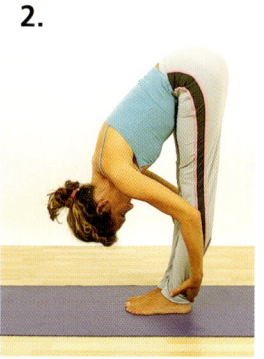

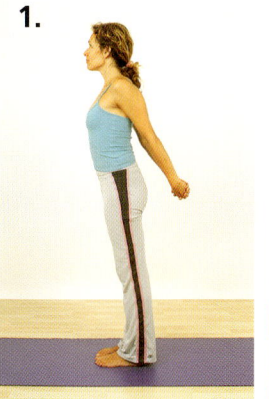

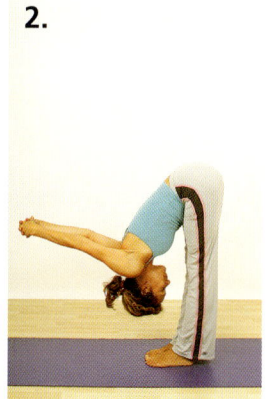

✳ **ヴァリエーション**　背筋を真っ直ぐ伸ばす前屈を学ぶ時は、両足をお尻の幅に開いて立ちます。用意した椅子の背もたれに、前屈して両手を置きます。この姿勢で、両脚の裏側全体を真っ直ぐ伸ばし、頭から骨盤までの背中の長さを伸ばすような気持ちで、脊柱を伸ばすことに意識を集中させます。

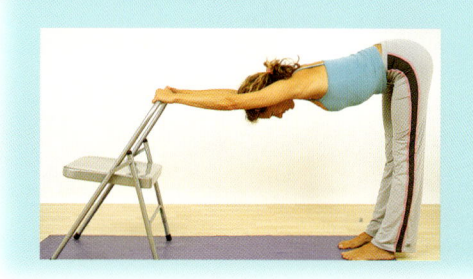

立位のポーズ　63

強力なポーズ
ウトゥカタ・アーサナ
(*Utkatasana*)

　タッダ・アーサナの立位のポーズで立ち（60頁参照）、両足をお尻の幅に開き、両足の外側の縁を平行に揃える。息を吸い、手の平を下にして、両腕を肩の高さに上げる。息を吐き、両脚を折り曲げ、中腰になる。両脚を平行に揃えたまま、体重を両足の踵に移し、胸を上げる。この姿勢で、8回呼吸する。

メリット　強力なポーズという意味のウトゥカタ・アーサナは、足首、膝、太腿を強化し、脚を引き締めます。背中のこわばりもほぐして軽くし、脊柱を整えます。

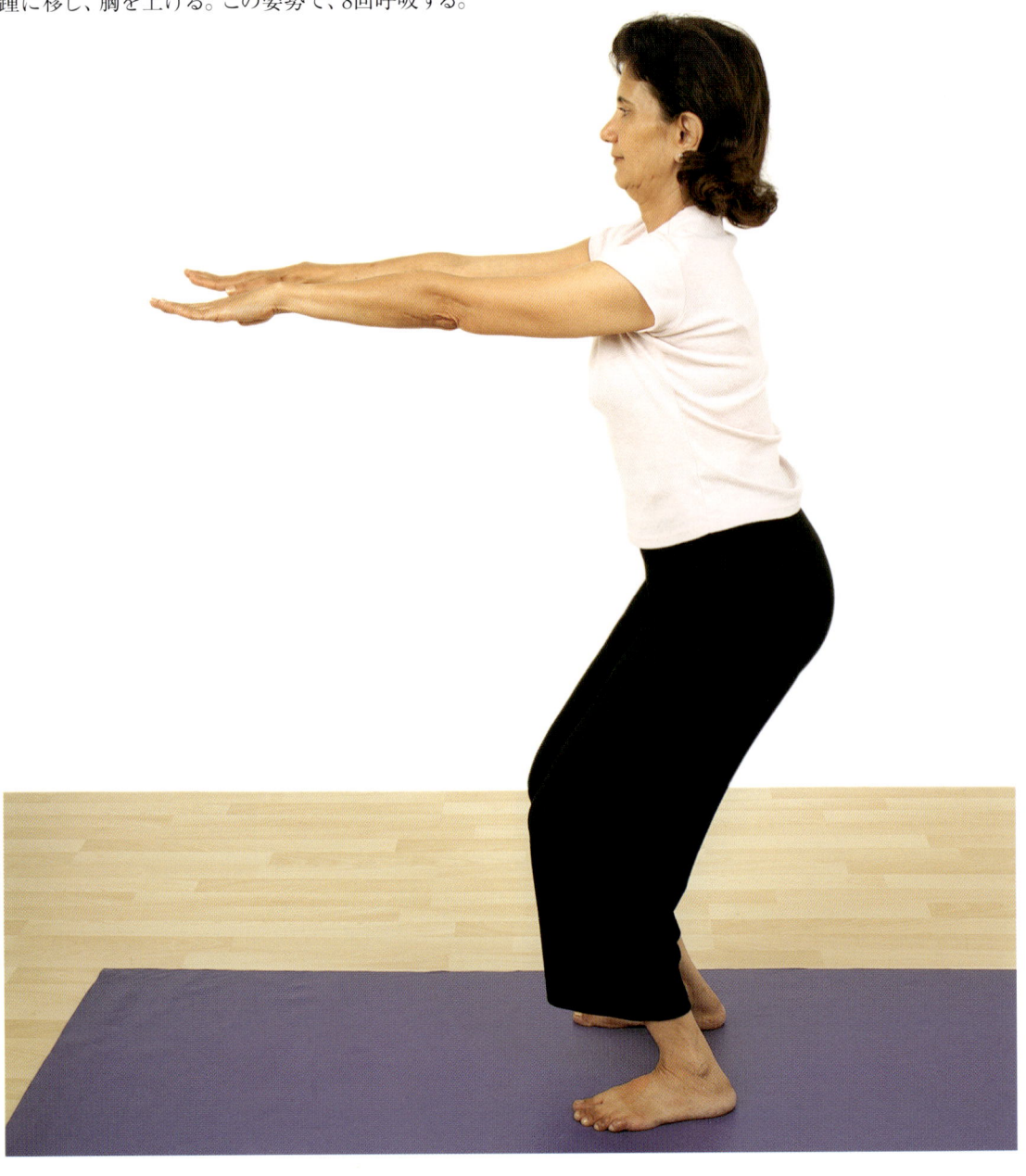

三角のポーズ
トリコーナ・アーサナ
(*Trikonasana*)

1. 両足を3、4フィート（1〜1.2m）離して立ち、両腕は、手の平を下にして、肩の高さで、それぞれ体側に伸ばす。肩をリラックスさせ、両足の太腿の筋肉を締め付けて、膝蓋骨：膝のお皿：を持ち上げる。右脚を外側に向け、足はマットの先端に向ける。右膝と右足首は平行にする。左足をやや右に向け、左足の甲と右足の踵を平行にする。

2. 息を吸う。その後、息を吐き、右側に上体を傾け、右手を右足首の上、あるいは右手の届く範囲で右脚の上に置く。左腕を上げ、頭の向きを変えて上を見る。体が一つの面の上にあるように、お尻の左側を上にして、胸の向きをぐるりと変え、その姿勢を保つ。8回、規則正しく呼吸する。左側で繰り返す。

メリット トリコーナ・アーサナは、脊柱の柔軟性を改善し、背中や首の痛みを緩和します。消化不良やガスを軽減しながら、骨盤や腹部をマッサージして整えます。

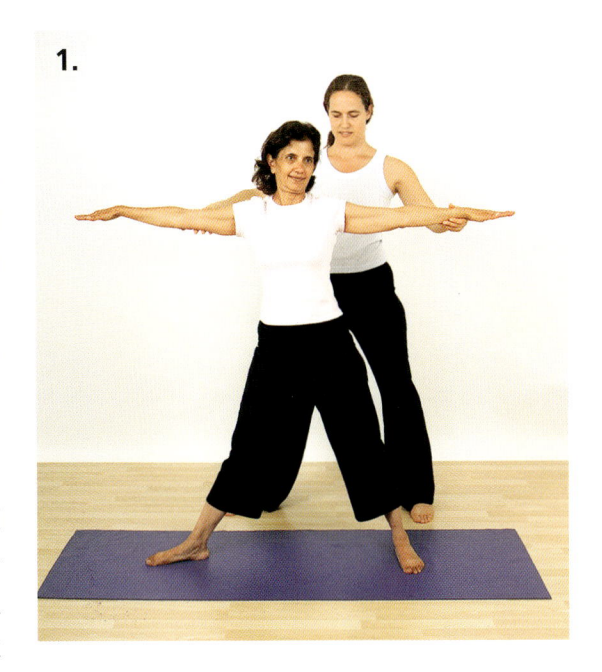

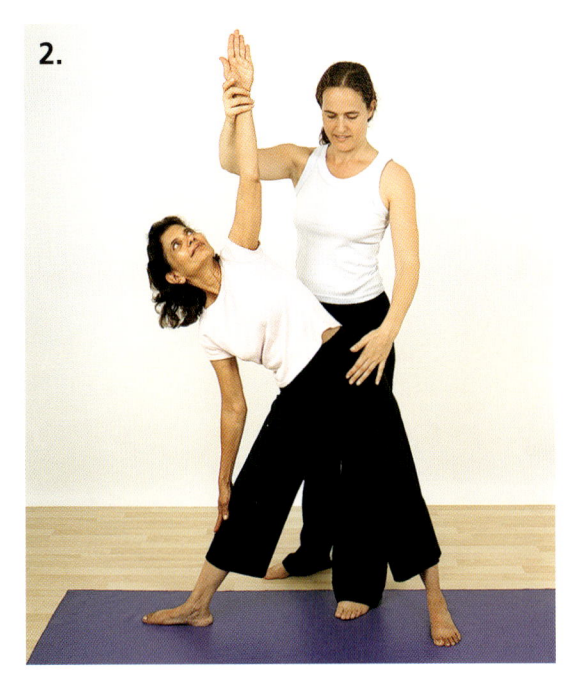

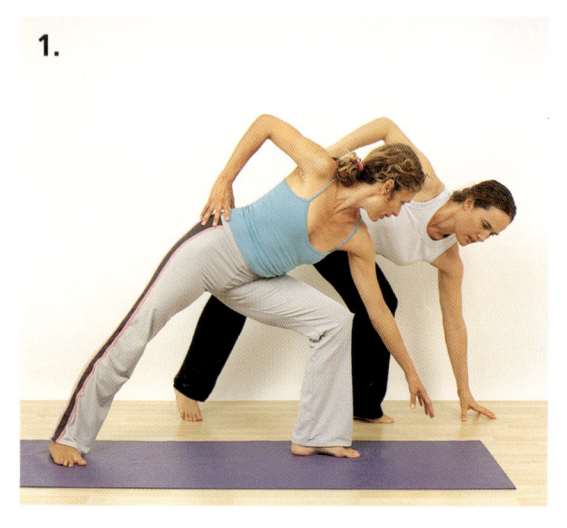

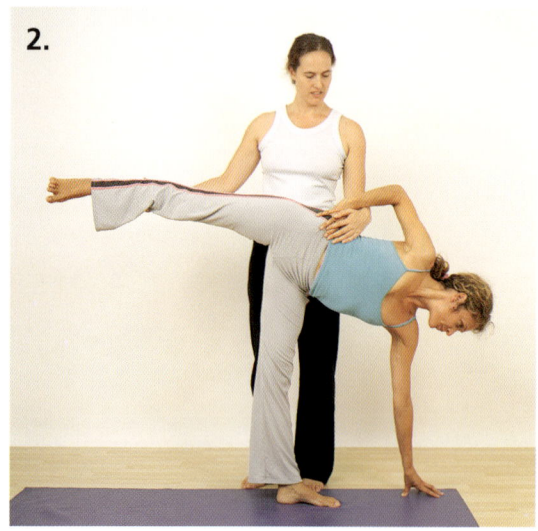

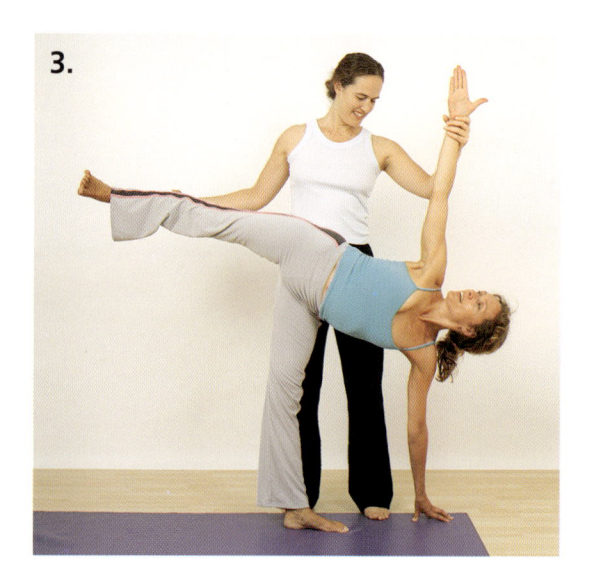

半月のポーズ
アルダ・チャンドラ・アーサナ
(Ardha Chandrasana)

1. ステップして、両足を3、4フィート（1～1.2メートル）離す。左脚の向きを変え、左足をマットの端に向け、右足をやや内側に向ける。右手を、右のお尻の上に置く。息を吐き、左膝を折り曲げて、上体を左横に傾け、左足先から約1フート（約30cm）前方に、左手を置く。

2. 息を吐き、左脚を真っ直ぐ伸ばし、右足を引き、マットと平行の高さまで右脚を持ち上げる。体がひとつの面の上にあるように、お尻の右側を上に、胸もぐるりと向きを変える。

3. 息を吐き、右腕を上げ、両腕で直線を作る。左足の踵に力を入れ、右手の親指を見上げる。立っている左脚で体重を支える。左腕には体重をかけない。8回か8回以上、規則正しく呼吸し、反対側で繰り返す。

メリット　アルダ・チャンドラ・アーサナは、集中力とバランス力を向上させて、体に敏捷性と軽やかさをもたらしてくれます。背中の痛みや坐骨神経痛も軽減します。また、子宮脱の調整にも役立ちます。

体側を伸ばすストレッチ
パールシュヴァ・コーナ・アーサナ
（*Parsvakonasana*）

1. ステップして、両足を4フィートから4.5フィート（1.2〜1.4m）離す。両腕はそれぞれ、体側に置く。股関節は前に向けたまま、右脚を90度回して向きを変える。左足をやや内向きにする。右膝を折り曲げて、膝を右足首の関節の真上にする。

2. 息を吸う。息を吐き、右側に上体を傾け、右手を右足の外側に置き、右手の指と右足のつま先を平行に揃える。しっかり両足をマットに着け、左足の外側に力を入れる。右足の太腿をマットの縁と平行に、右膝は直角にして保つ。左腕を、手の平が顔と向かい合うところまで、回すように上げる。その後、左耳に平行に、左腕を伸ばし、左側の体側に沿って、踵から指先までの対角線を作る。頭の向きを変え、上を見る。8回、均等に呼吸する。同じポーズを反対側で繰り返す。

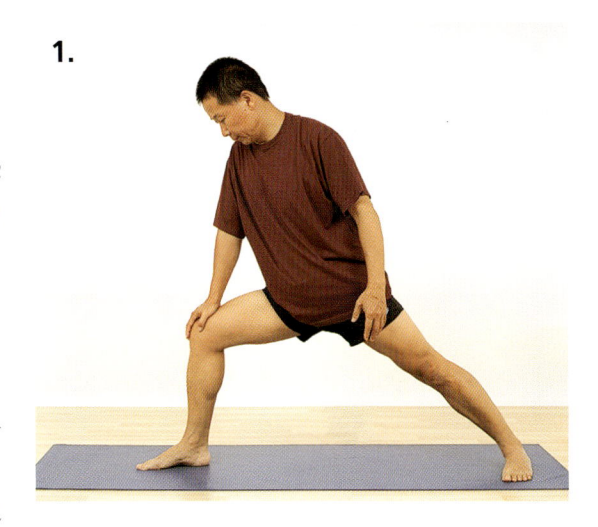

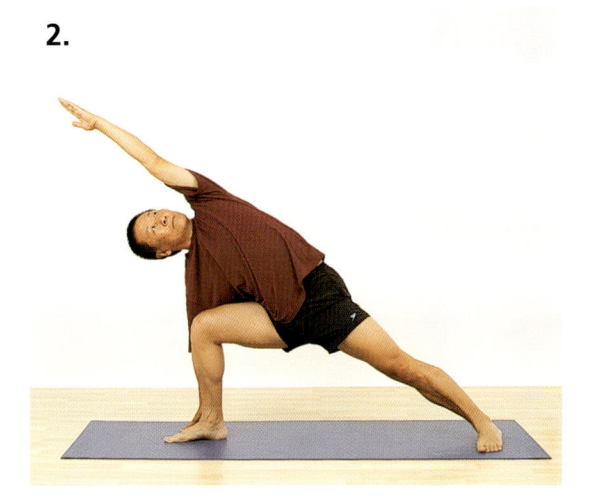

✴ ヒント 支えに椅子やブロックを使って、このポーズを行います。右膝の正面に椅子を置き、体を右に傾け、右腕の肘から先を椅子の座部に置いて行うか、あるいは、椅子の代わりに、足首の外側にブロックを置いて、ブロックに手を載せて行うこともできます。

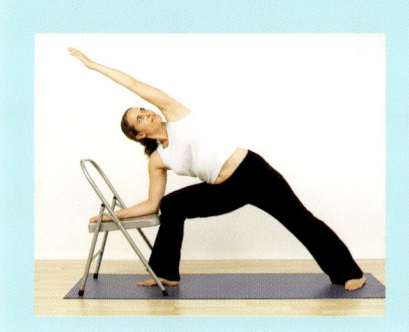

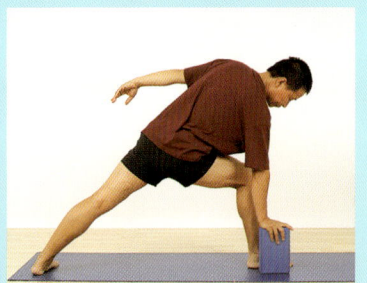

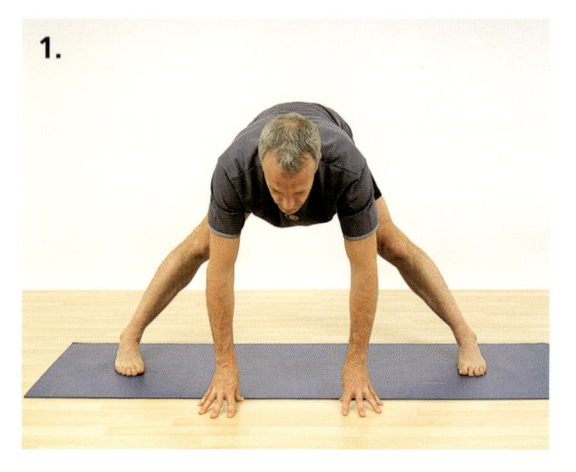

開脚のポーズ
パド・ウッターナ・アーサナ
（*Padottanasana*）

1. ステップして、両足を4フィートから4.5フィート（1.2〜1.4m）離し、両手はそれぞれ、股関節の上に置く。両足を平行に揃えて開き、両脚に力を入れ、背筋を伸ばして前屈する。両手はそれぞれ、肩の真下に置く。股関節と両足の踵を平行に揃え、骨盤から頭頂部まで、上体を伸ばす。8回呼吸する。

2. 息を吐き、両手を両足と平行に移す。頭を両手の間に降ろす。両脚に力を入れたまま、上体はリラックスさせる。このポーズで8回呼吸する。

❋ **ヒント** 初心者の場合は、ステップ2ではブロックの上に両手を置き、背筋を伸ばすことに集中することをお勧めします。

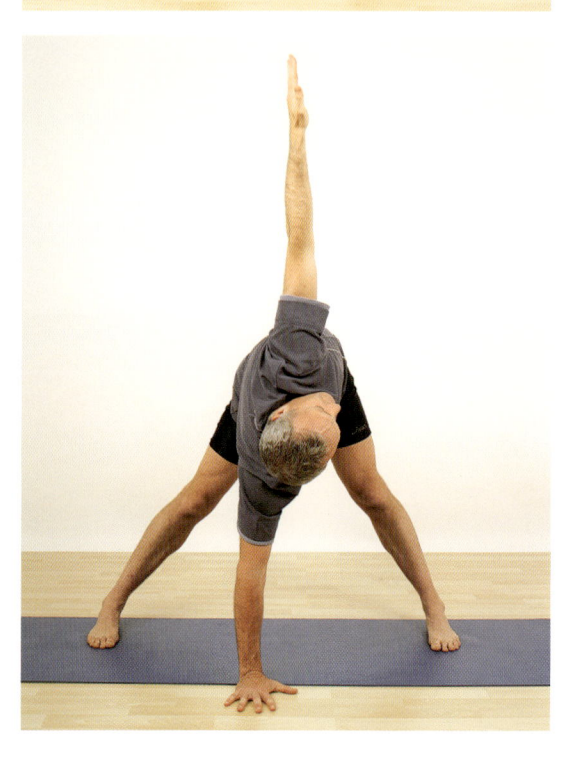

脚を伸ばしたひねりのポーズ
パリヴリッタ・パド・ウッターナ・アーサナ
（*Parivrtta Padottanasana*）

ステップして、両足を4フィートから4.5フィート（1.2〜1.4m）離し、両手はそれぞれ、左右の股関節の上に置く。両足を平行に開き、両脚に力を入れる。背筋を伸ばして前屈し、右手を両足の中央に置く。胸を左にぐるりと回して持ち上げ、左腕を上げる。上げた左手を見る。このポーズで8回呼吸し、左手を両足の中央に戻し、その後、反対側で繰り返す。

前屈するポーズ
パールシュヴァ・ウッターナ・アーサナ
（*Parsvottanasana*）

1. ステップして、右足を前に出し、両足を3.5フィート（1m前後）離す。右脚をマットの縁に向ける。左足の親指の付け根のあたりを持ち上げ、右足に合わせて左足の向きを変える。股関節をぐっと回して前を向く。両手はそれぞれ左右の股関節の上に置き、脊柱を伸ばし、息を吸う。

2. 息を吐き、右脚の上に前屈する。両手を右足に平行して下に降ろし、マットに置く。頭を右脚のほうに向ける。このポーズで8回呼吸する。反対側で繰り返す。

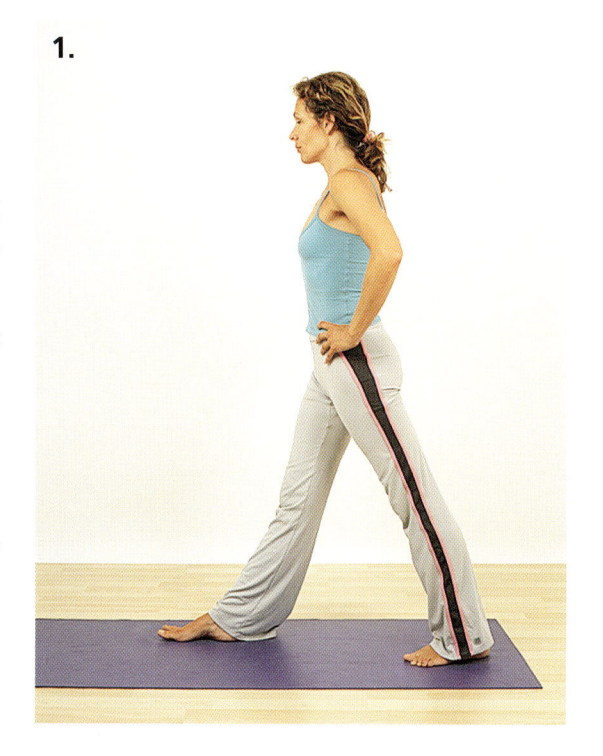

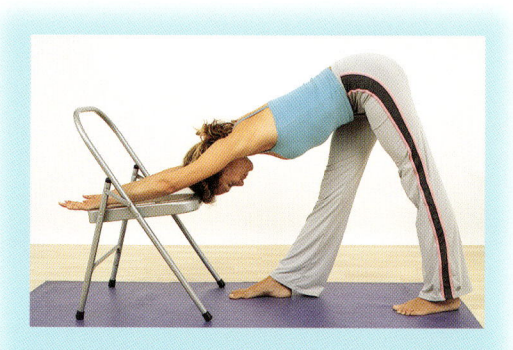

※ ヒント このエクササイズは、マットの上での前屈が難しかったら、補助に椅子を使って行うこともできます。

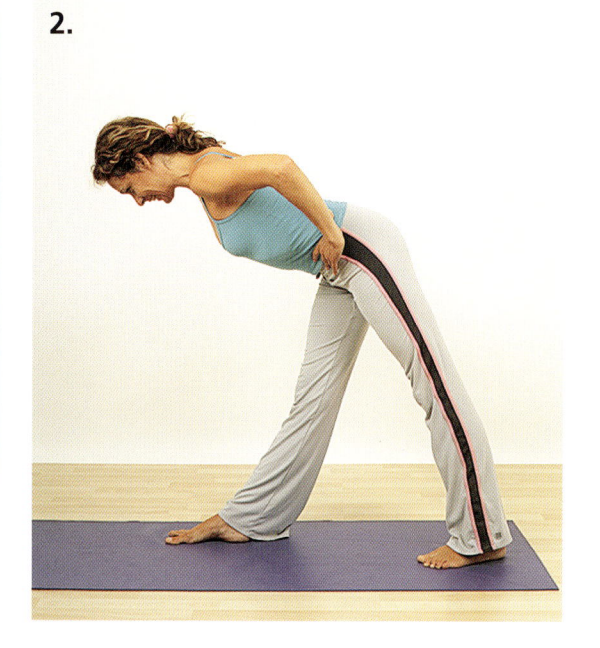

立位のポーズ

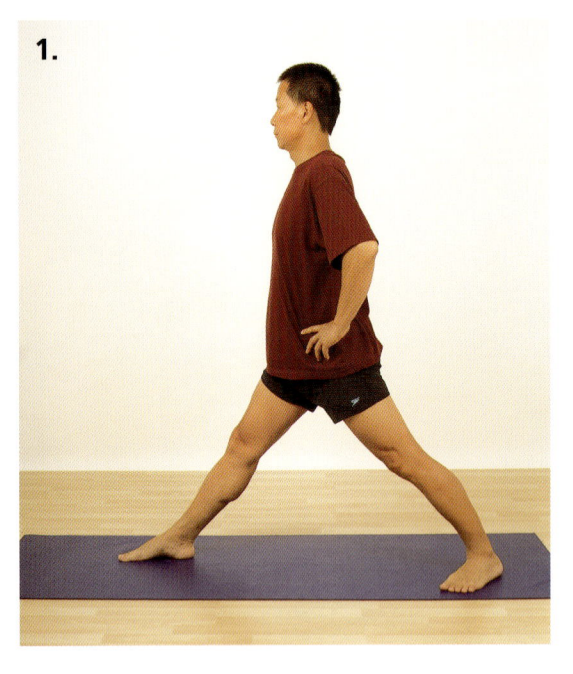

戦士のポーズ　1
ヴィーラバドラ・アーサナ1
(*Virabhadrasana I*)

1. ステップして、両足を4フィートから4.5フィート（1.2〜1.4m）離す。両手をそれぞれ、左右の股関節の上に置く。両足の向きを変え、左右の股関節は共に右方向、マットの先端と向かい合わせる。息を吸う。

2. 両腕を頭上に上げ、祈りの姿勢になる。右膝を折り曲げて直角にし、胸を上げ、上を見る。このポーズで8回呼吸する。反対側で繰り返す。

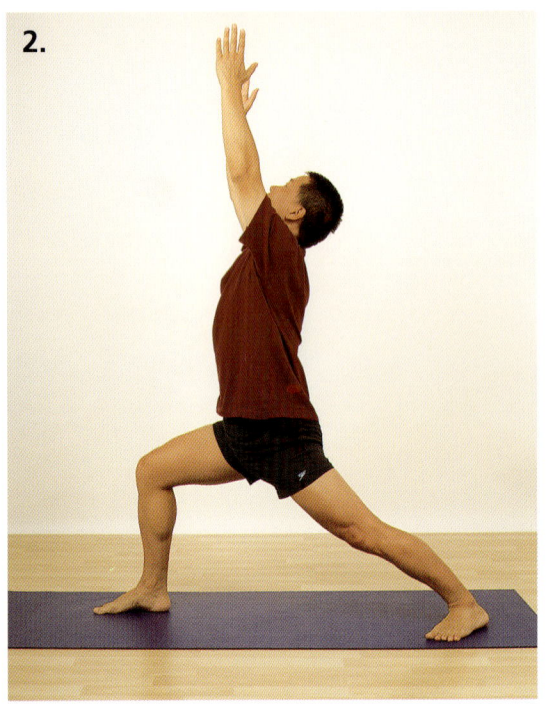

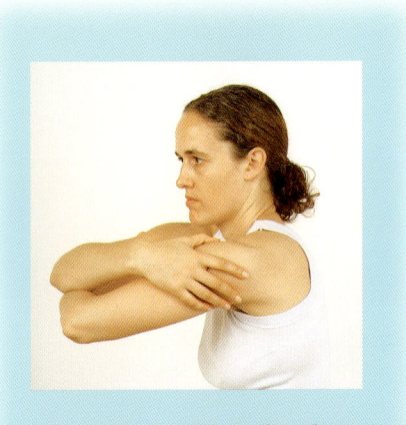

✳ **ヒント**　戦士のポーズ2の逆ストレッチとして、両手をそれぞれ、反対側の肩の上に置き、背中の肩甲骨と肩甲骨の間をストレッチします。(英雄のポーズ2では、このポーズで使う筋肉と反対方向の筋肉の、ストレッチになります。)

戦士のポーズ 2
ヴィーラバドラ・アーサナ2
(*Virabhadrasana II*)

1. ステップして、両足を4フィートから4.5フィート(1.2〜1.4m)離す。右足をマットの先端に向きを変え、左足を内側に向ける。息を吐き、手の平を下にして、両腕を、肩の高さで横に伸ばす。息を吸う。

2. 息を吐く。右膝を折り曲げ、膝を右足首の真上にして、直角を作る。上体を真っ直ぐ伸ばして、頭の向きを変え、右肩の先を見る。

3. このポーズで8回呼吸する。次に、反対側で繰り返す。

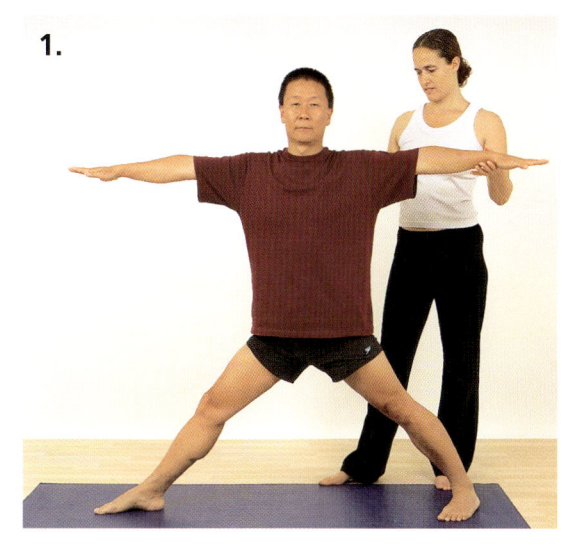

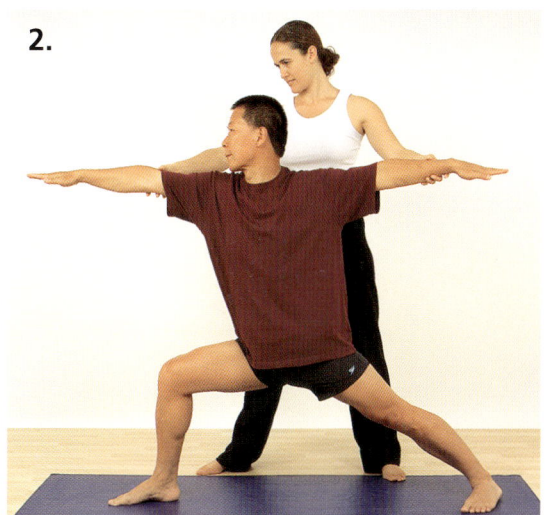

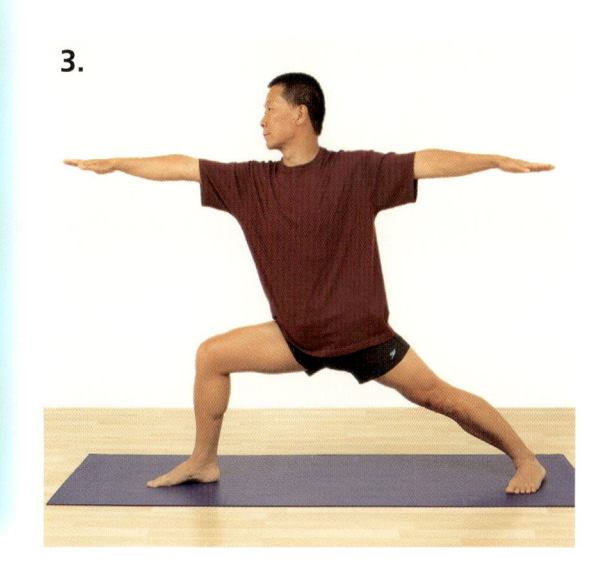

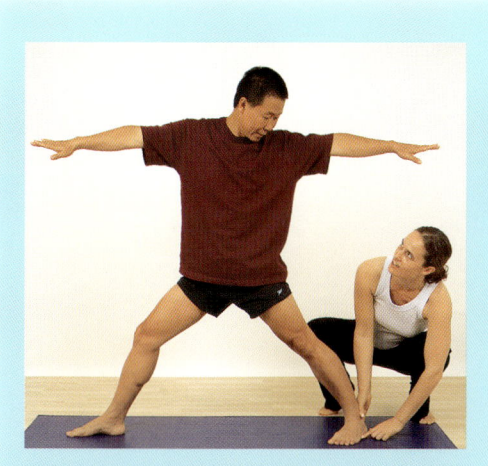

※ **ヒント** このポーズを行う時は、必ず、軸足でないほうの足が内側に向いていることを、チェックして確認します。

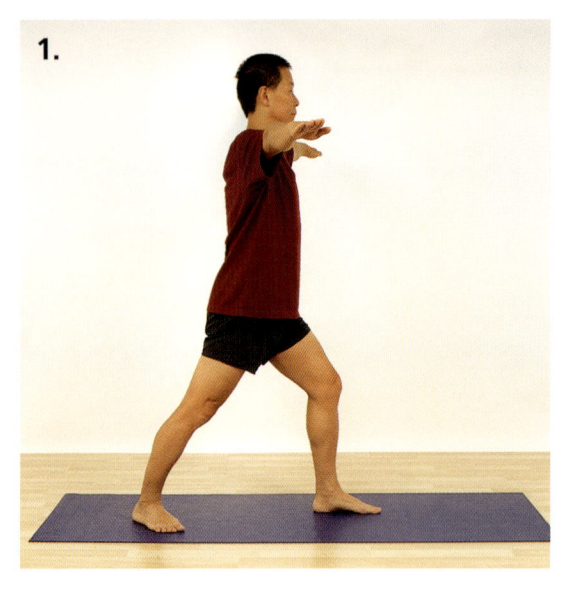

戦士のポーズ 3
ヴィーラバドラ・アーサナ3
(*Virabhadrasana III*)

1. マットの後ろ端に立つ。息を吸う。息を吐き、両腕を上げて、左右それぞれ体側の横に伸ばす。ステップして、左足を前に出し、前に身を乗り出すように、上体を傾け、体重を左足に移す。

2. 次に息を吐くと同時に、右足と背中を持ち上げ、頭頂部から右足のつま先までを直線にする。左右の股関節は平行に、頭と脊柱を直線にする。8回呼吸する。次に、同じポーズを反対側で繰り返す。

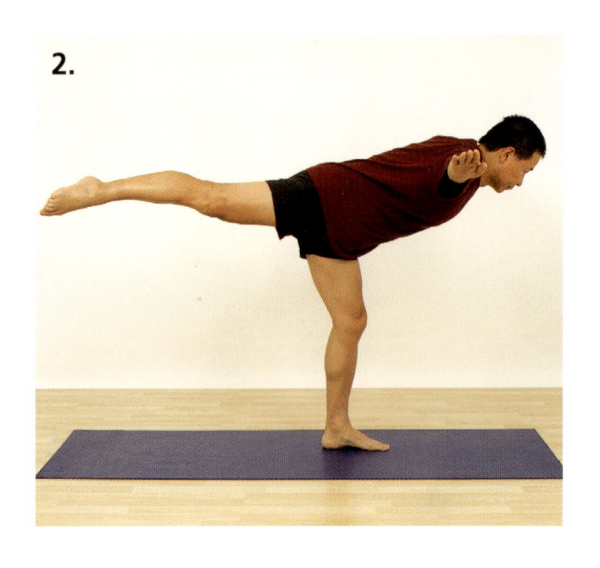

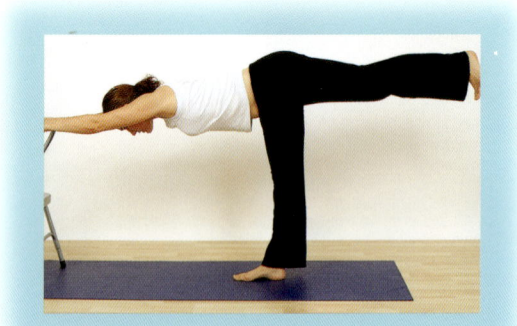

✵ **ヒント** 支えに椅子を使って、このポーズを取ることもできます。自分の立つ位置から約4フィート（1.2m）先に、椅子の背もたれが来るように置きます。（マットの上に、写真のように椅子を置くか、壁に着けて椅子を置くと、椅子が滑らずに済みます。）前屈して、椅子の背もたれに両手を置きます。右脚をマットと平行の高さまで持ち上げます。上げた脚とお尻の高さを平行に揃えます。このポーズで8回呼吸し、その後、反対側で繰り返します。

木のポーズ
ヴリクサ・アーサナ
（*Vrksasana*）

　タッダ・アーサナの立位のポーズ（60頁参照）で、つま先を開いて立ち、ゆっくり、左脚に体重を移して行く。

　右脚を持ち上げ、右足の裏を、左脚の太腿の上に置き、右脚の筋肉を、支える左足と押し合うようにする。胸の正面に両手を持って行き、両手を合わせる。

　この姿勢で8回呼吸する。バランスを取るための助けとして、壁の1点、または、体の正面約4フィート（1.2m）先の、床の上の1点を、意識を集中させるスポットに選ぶ。または、背中を壁にもたせて行う。滑らかな安定した呼吸を保持する。軸脚になる太腿の内側に足を置くことが難しかったら、軸脚の膝の上、または脛の上に、足を置く。あるいは、支えの補助として、椅子や壁を利用する。

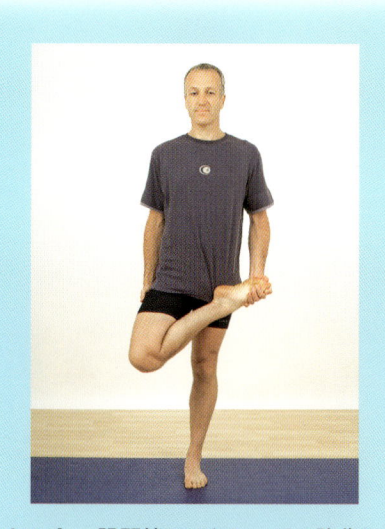

✳ **ヒント**　股関節のストレッチの強化に、右脚を折り曲げて、左脚の太腿の最も高いところに、右足首を載せます。右足を左手で掴み、右膝を回してマットに向けます。このポーズで8回呼吸し、その後、反対側で繰り返します。

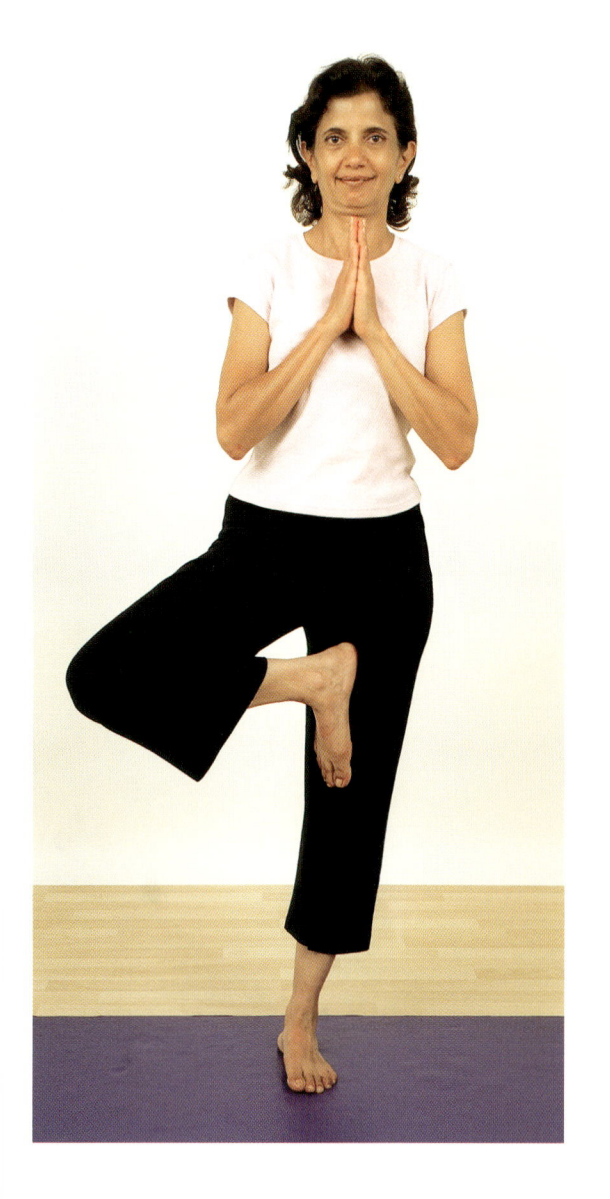

立位のポーズ　73

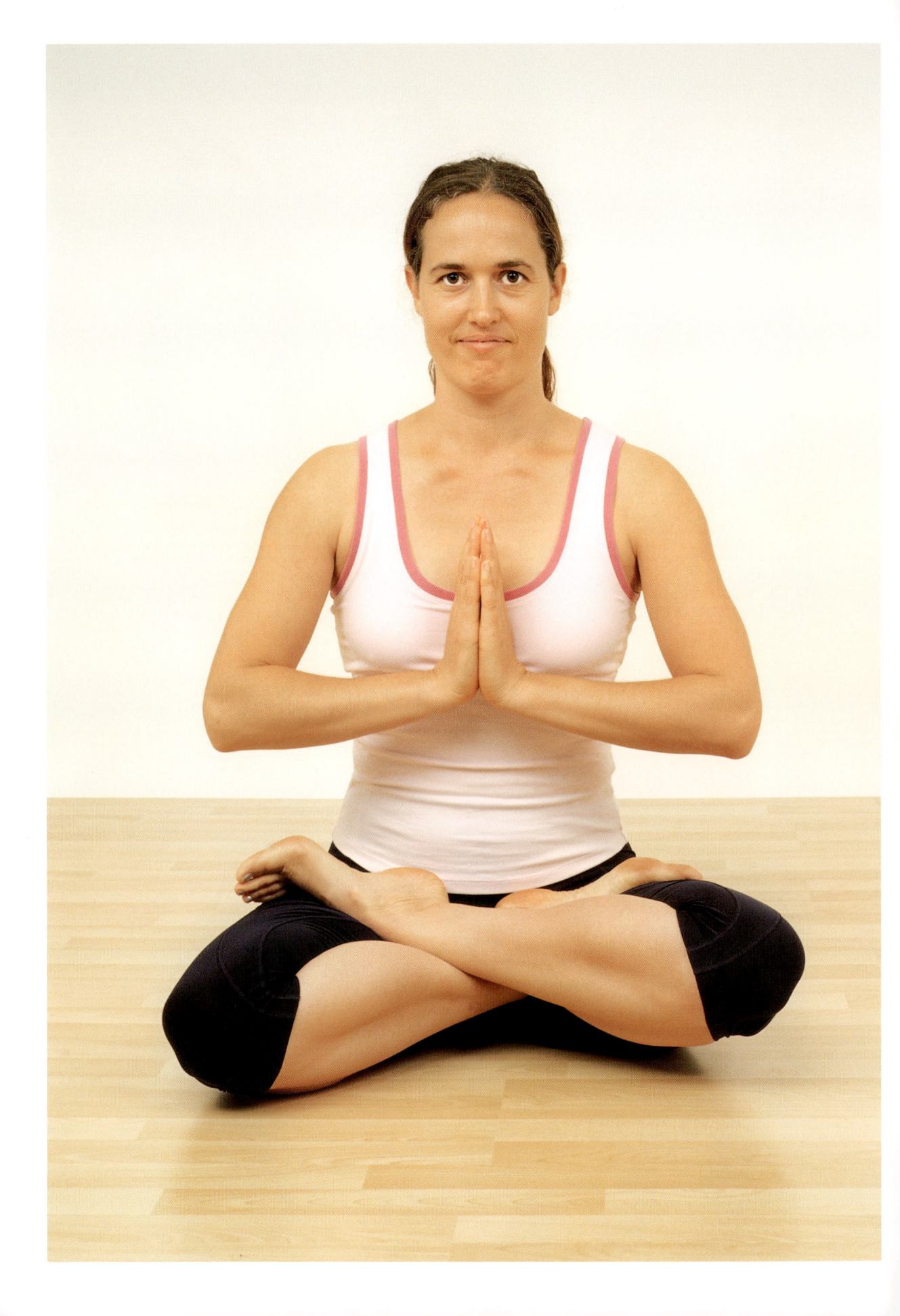

[第 4 章]

股関節を開く

　体を柔軟にしておけば、高齢者でも転倒は少ないものですが、転倒は、熟年以後の世代には、最も大きな危険のひとつです。本質的に球関節の股関節は、人体内の最も大きな関節です。股関節の柔軟性を保つことが、体の柔軟性を保つ鍵です。この章でご案内するポーズは、股関節を自在に屈伸できるようにすると共に、股関節を開くものです。前屈は、脊椎の椎骨の間に空間を作り、椎間板に新鮮な酸素と血液を補充し、背中を整えて、脊柱を牽引する力ももたらしてくれます。ご紹介するポーズは、月経中や更年期に行うのにふさわしいものですが、加えて、ホルモンの生成周期を規則正しく整えることにも役立ちます。ポーズを行う時は緊張する必要はありません；リラックスしていることが、ポーズを達成するキーポイントです。

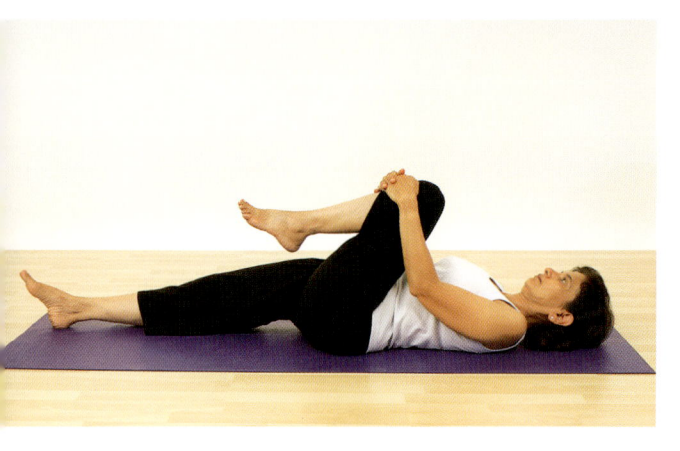

片足を胸に着ける
アルダ・スプタ・パヴァナ・ムクタ・アーサナ
(Ardha Supta Pawanmuktaasana)

　両足を揃えて、あお向けに横になる。左脚を上げ、膝を折り曲げる。左脚のむこうずねのあたりに両手を置き、指を組む。息を吸う。息を吐きながら、左脚を胸に近づける。尾骨をマットに引き寄せるようにする。頭と首をリラックスさせる。必ず、顎のどこにも緊張のないようにする。このポーズで8回か8回以上呼吸する。反対側で繰り返す。

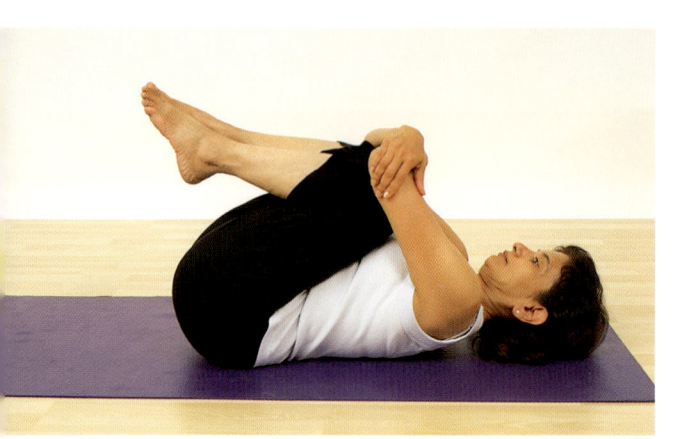

両膝を胸に着ける
スプタ・パヴァナ・ムクタ・アーサナ
(Supta Pawanmuktaasana)

　両脚を揃えて、あお向けに横になる。両脚を折り曲げ、胸に近づける。むこうずねを両腕で覆い、息を吐きながら、両膝をさらに胸に近づける。逆ストレッチとして、尾骨を後ろに引く。頭と顔はリラックスさせる。このポーズで8回呼吸する。その後、ポーズを解く。

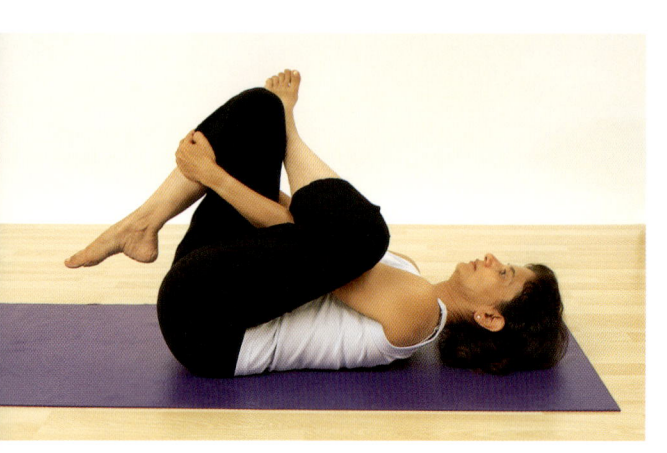

片膝を横にする
スプタ・パヴァナ・ムクタ・アーサナ
(Supta Pawanmuktaasana)

両足を揃えて、あお向けに横になる。両膝を折り曲げ、両足は、お尻の近くに置く。左脚を折り曲げ、左足首を、右脚の太腿の端、右膝の上あたりに置く。左膝を横にする。左手を左脚の内側から伸ばし、右脚のむこうずねの上で両手の指を組む。息を吸う。息を吐きながら、右膝を胸に引き寄せる。このポーズで8回呼吸する。反対側で繰り返す。

あお向けで行う親指から足へのポーズ
スプタ・パーダングシュタ・アーサナ
(*Supta Padangushtasana*)

1. 両脚と両足を揃えて、あお向けに横になる。左脚を折り曲げ、左足の親指を、左手の親指、人差し指、中指で掴む。

2. 左足の親指を掴んだまま、息を吸い、左脚を真っ直ぐ上に伸ばし、左足の踵をストレッチする。左の肩を下に、左右の股関節を水平に、右脚の太腿をマットに押し付けて、右脚を強化する。右腕は、手の平を下にして体側に置く。

3. 息を吐き、左脚を踵から降ろすようにして、体側の左横に伸ばす。頭の向きを変え、右肩の先を見る。このポーズで8回呼吸する。反対側で繰り返す。

メリット　スプタ・パーダングシュタ・アーサナは、股関節に柔軟性をもたらしますが、また、背中の下部の緊張やこわばりをやわらげることに大きな力を発揮します。さらに、生殖器官を調整し、消化管も活性化します。

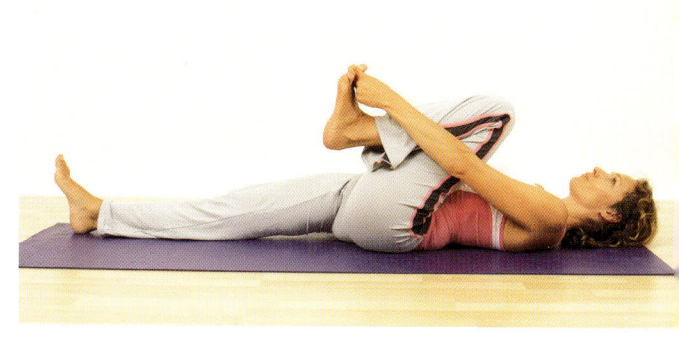

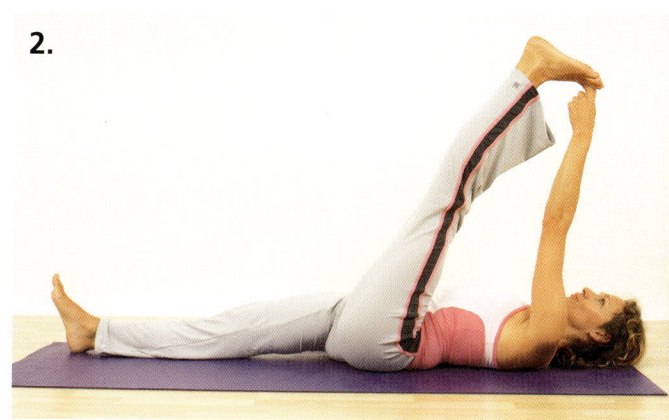

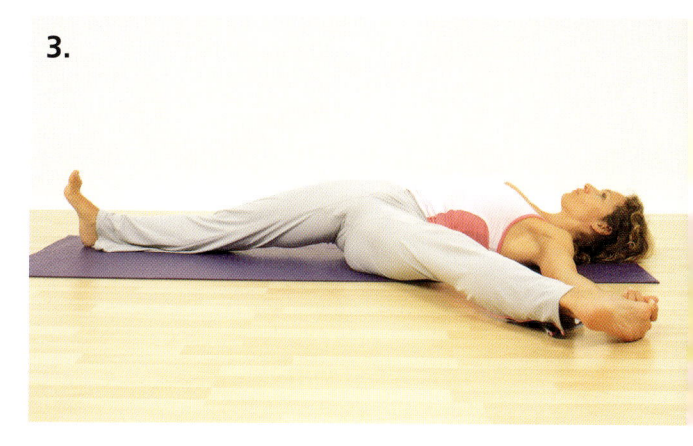

1.

2.

3.

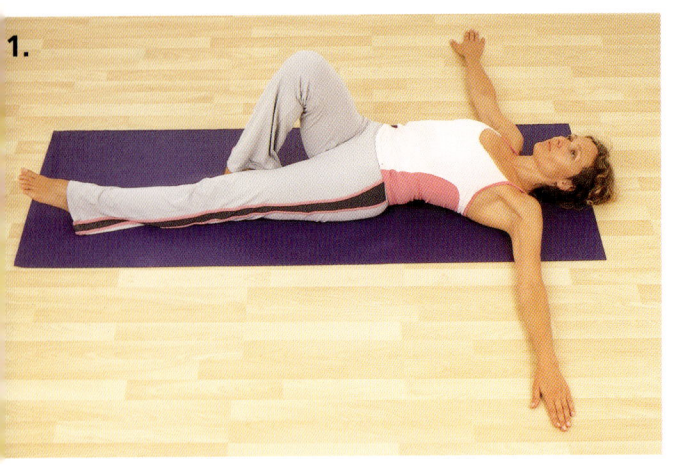

あお向けで行う体側のストレッチ
パリヴァールターナ・アーサナ
(*Parivartanasana*)

1. 真っ直ぐ体を伸ばし、あお向けに横になる。息を吐き、手の平を下にして、両腕をそれぞれ、体側の横に伸ばす。右膝を折り曲げ、右足を左膝横でかぎ形に曲げる。息を吸う。

2. 息を吐き、右膝を体の左上に降ろす。両肩はマットに着け、右肩の先を見る。頭、首、上体はリラックスさせる。このポーズで8回呼吸する。反対側で繰り返す。

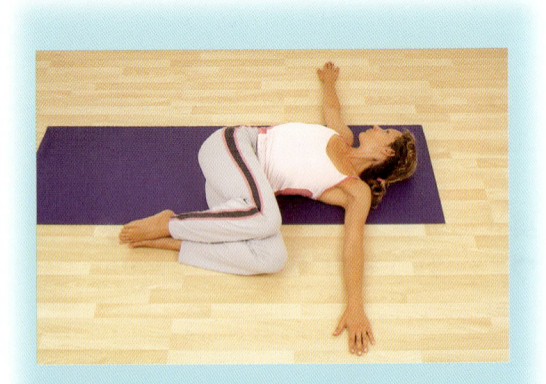

メリット 両膝を体側の横に降ろす、ひねりのポーズは、背中の下部のこわばりや緊張を取り除きます。加えて、背中の下部をマッサージし、筋肉をほぐします。

✹ ヒント さらに強力なストレッチには、両膝を胸まで上げて行います。手の平を下にして、両腕をそれぞれ、体側の横に伸ばします。息を吸い、その後、息を吐いて、両脚を腰から回転させ、両膝を、体側の左側に降ろします。右肩をマットに降ろしたまま、頭の向きを変えて、右横を見ます。首をリラックスさせ、背中を楽にして、8回か8回以上、均等に呼吸します。息を吸い、両脚を体の中央に戻し、その後、反対側で繰り返します。

杖のポーズ
ダンダ・アーサナ（Dandasana）

　両足を真っ直ぐ伸ばして、脊柱を伸ばし、直立の座位になることが、ダンダ・アーサナ、あるいは杖のポーズと呼ばれています。この姿勢は、立位のポーズで行われるタッダ・アーサナ（60頁参照）のように、座位で行う前屈のポーズの際に必ず行う、偏りのない座位の姿勢です。それ故に、座位のポーズと次の座位のポーズの間で、必ず、ダンダ・アーサナに戻ります。

　両足を真っ直ぐ伸ばして、直立に座る。両足首、両膝、両脚の太腿は、それぞれ着ける。両脚の裏側は、踵までピンと伸ばす。両脚の太腿に力を入れて、マットに押し付ける。両手の平はそれぞれ、指先を前に向け、お尻の両脇に置く。上体を骨盤骨から持ち上げる；腹部を脊柱に向けて引き、その後、横隔膜に向かって引き上げる。胸を広げ、胸骨を上げ、肩甲骨を後方と下方に動かす。顎を少し引き、首の後ろを真っ直ぐ伸ばす。頭、肩、股関節が直線上になるようにする。規則正しく8回呼吸する。

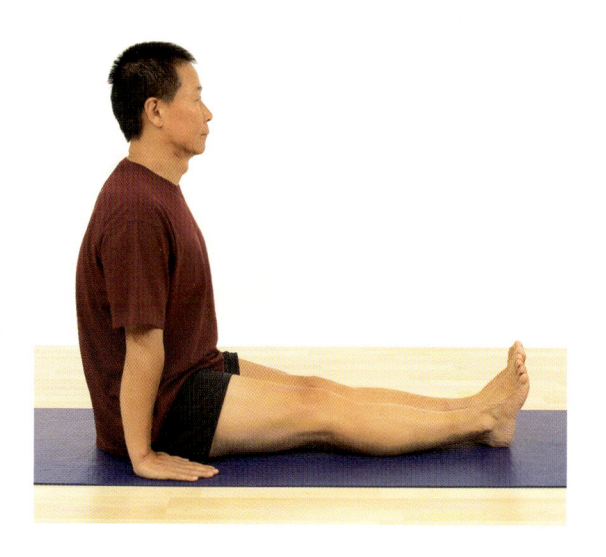

英雄のポーズ
ヴィーラ・アーサナ（Virasana）

　マットにひざまずいて座る。お尻を持ち上げて、膝立ちになる。両膝を着けたまま、両足のつま先を後ろに向け、両足をお尻の幅より少し広く開く。ゆっくり、両足の間に深く座る。深く座る時に、両足共に、親指と、ふくらはぎの筋肉を横にする。骨盤から上体を持ち上げて、直立に座る。その姿勢で8回か8回以上、呼吸する。その後、ポーズを解く。

> ✱ **ヒント**　ポーズの最中に膝に痛みを感じたり、マットに正座することが難しかったら、畳んだ毛布を両足の間に置くか、ブロックをお尻の下に置きます。

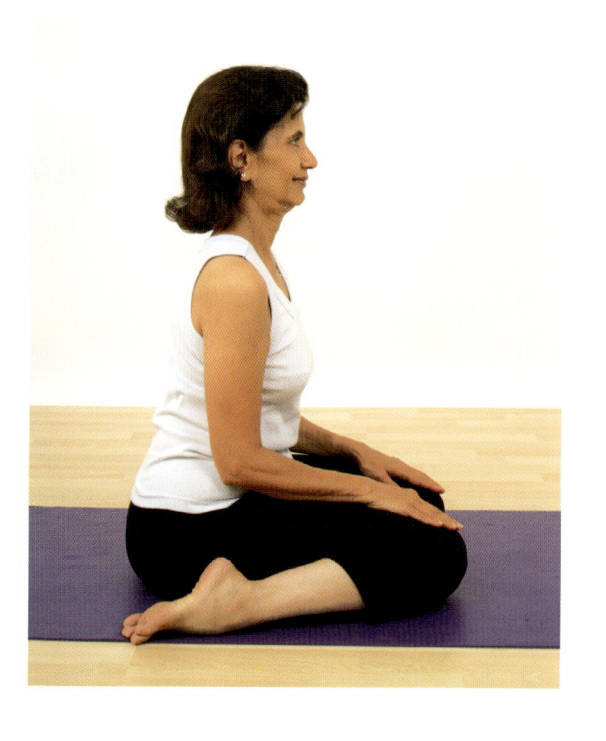

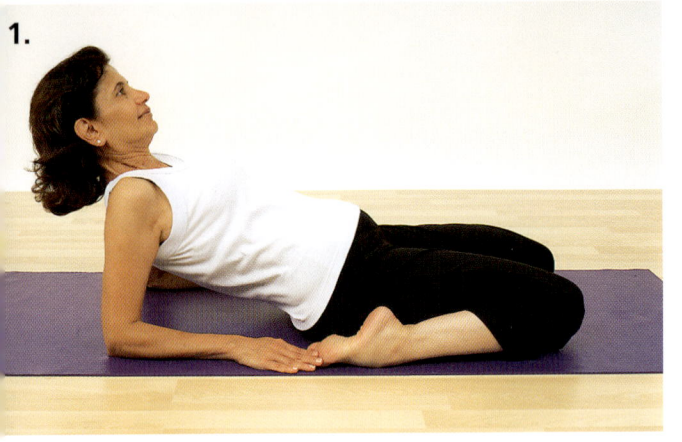

あお向けで行う英雄のポーズ
スプタ・ヴィーラ・アーサナ
(*Supta Virasana*)

1. ヴィーラ・アーサナ（79頁参照,）が心地良いと感じられたら、スプタ・ヴィーラ・アーサナに進むことができます。

ヴィーラ・アーサナから始める――両肘にもたれて、息を吸い、息を吐く。尾骨を下に引き、左右の太腿の表側全体と脚の付け根が伸びていることを感じ取る。息を吸い、息を吐き、ストレッチを続けるために、頭と背中の上部を、マットの上に持って行く。

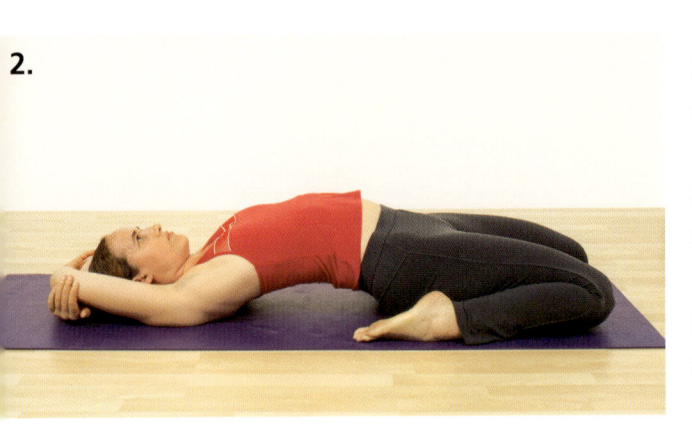

2. 顎を少し引く。両腕を頭上に伸ばし、両肘をそれぞれ、反対側の手で掴む。腰から肘までの上体を持ち上げてストレッチし、腋窩：脇の下：を広げ、腰から膝蓋骨：膝のお皿：は下に降ろす。体側は一様に伸ばしておく。体の表になる部分全体のストレッチは、正しく行えば、膝が痛むことはない。8回か8回以上、均等に呼吸し、息を吐いて、ゆっくり上体を起こす。

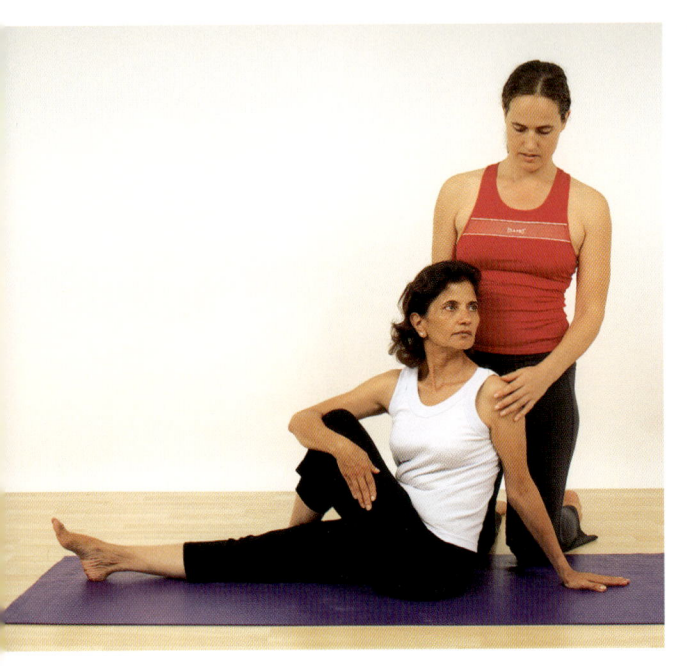

賢者のポーズ
マリーチ・アーサナ
(*Marichyasana*)

ダンダ・アーサナの姿勢で座位になり（79頁参照）、左膝を折り曲げて、左足を右膝の外側に置く。左手を体の左後ろに置き、上体を持ち上げて、左横にひねる。右脚の太腿をマットに押し付け、右足の踵を伸ばす。息を吸う。息を吐き、ひねりを大きくする；右腕を、左膝を覆うように左膝に置く。左肩の先を見ながら、頭と上体をぐるりとターンさせる。脊柱の最下部から、股関節、腰、胸、肩と順にひねり上げる。この姿勢で8回呼吸し、その後、反対側で繰り返す。

座位で行う前屈のポーズ
パシチマ・ウッターナ・アーサナ
(*Paschimottanasana*)

　ダンダ・アーサナの姿勢で座位になる(79頁参照)。息を吸い、両腕を頭上に伸ばして、脊柱を伸ばす。息を吐き、真っ直ぐ伸ばした両脚の上に、背筋を伸ばして前屈し、両足の横端をそれぞれ手で掴む。あるいは、伸ばした脚の上に、できるだけ脚の下部まで前屈する。両肘はそれぞれ横に出し、頭を両膝に着ける。首の後ろと両肩は、リラックスさせる。両脚を真っ直ぐ伸ばしたまま、両脚の太腿をマットに押し付ける。この姿勢で8回呼吸する。息を吸い、上体を起こす。

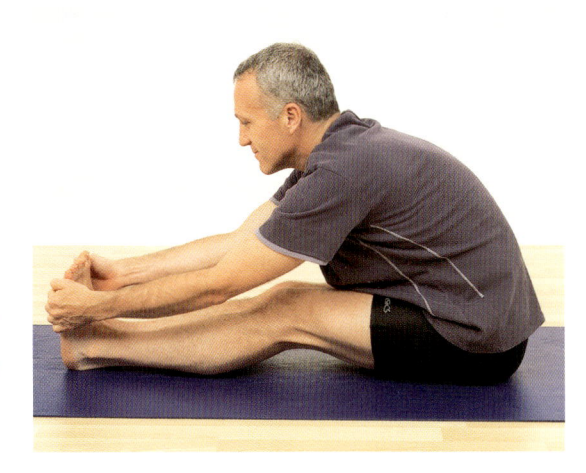

手のヴァリエーション

　前屈をする時、つま先に手が届くと脊柱がたわんでしまうようなら、ふくらはぎを掴んで前屈します。また、脊柱を伸ばした前屈で、手が足に届くようなら、左右それぞれ、手で足の親指を掴むか、足の横端を掴んで前屈することをお勧めします。

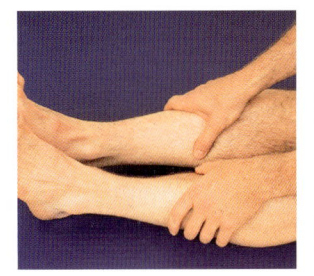

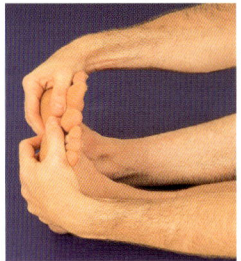

✳ **ヒント**　背中やハムストリング筋:膝の後ろのくぼんだところにある太い腱:の柔軟性を築くためには、忍耐と努力が必要です。脊柱を伸ばして前屈することができず、手が足に届かなければ、背中を支えてくれるパートナーをお願いします。さもなければ、両足の裏から巻くようにして、紐を利用して行います(40頁参照)。緊張することなく楽に、できる範囲で前屈することだけを心がけて下さい。前屈の際は、脊柱を伸ばして、ハムストリング筋を引っ張ることに、意識を集中させます。

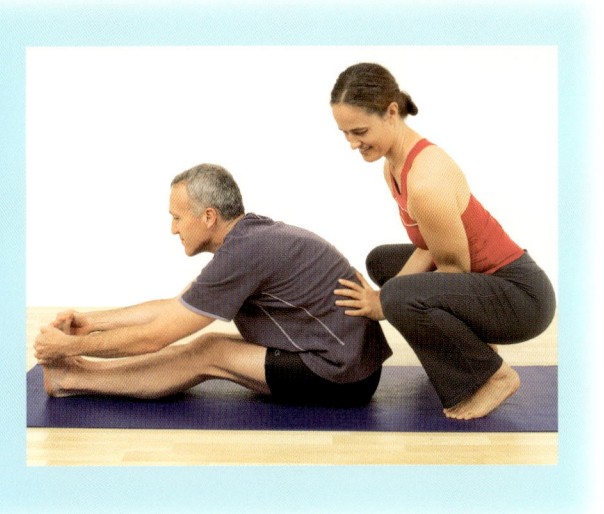

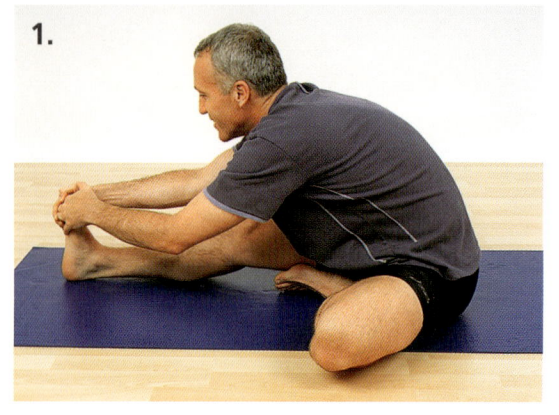

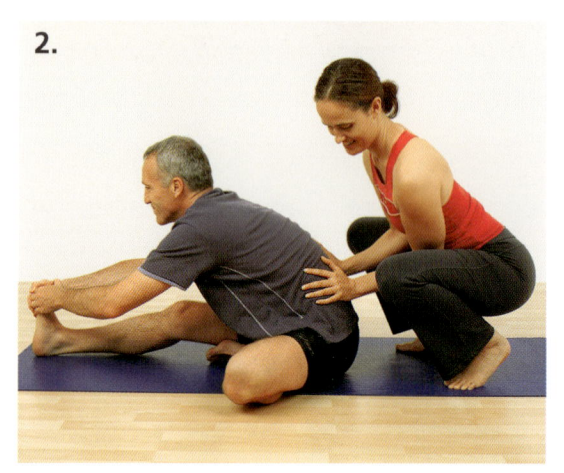

頭を膝につけるポーズ
ジャーヌ・シールシャ・アーサナ
(*Janu Sirsasana*)

1. ダンダ・アーサナの姿勢で座位になる(79頁参照)。左脚を折り曲げ、左足の裏を、右脚の太腿の内側に置く。左膝はマットに着けてリラックスさせる。右脚に力を入れたまま、右足の踵を内側に向けて引く。息を吸い、脊柱を伸ばし、両腕を頭上に上げる。胸から先に、脊柱を伸ばし、右脚の上に前屈する。両肘はそれぞれ、横に出し、ゆっくり、前屈を深くする。この姿勢で8回呼吸する。反対側で繰り返す。

2. 脊柱を伸ばし、湾曲しようとする脊柱に逆らうようにする。パートナーに助けを求め、背中の下部を支えてもらう。

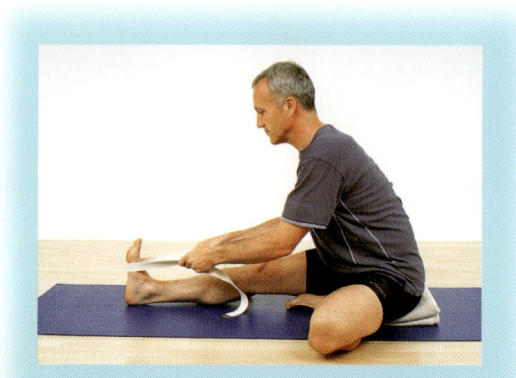

※ **ヒント** 伸ばした足の先に手が届かなければ、紐を使い、足の親指の付け根のあたりを紐で巻いて行います(40頁参照)。脊柱を真っ直ぐ伸ばして、軸にして伸ばした足の上に前屈します。背中の下部から上体を持ち上げます。こうすると、股関節から上体を動かすことになります。

赤ちゃんを揺らすポーズ

1. ダンダ・アーサナの姿勢で座位になる（79頁参照）。右脚を折り曲げ、両手で右の足首を掴む。そっと足首を引き、持ち上げて胸に近づける。

2. 足関節を注意して支え、右足を、左腕の肘から先のあたりに置く。右腕の肘から先のあたりに右膝を置いて、右脚で覆う。右脚のふくらはぎの外側で両手の指を組む。右脚を左右に静かに揺らして、右の股関節を開き、マッサージする。均等に呼吸しながら、8回から10回揺らし続ける。反対側の脚で繰り返す。

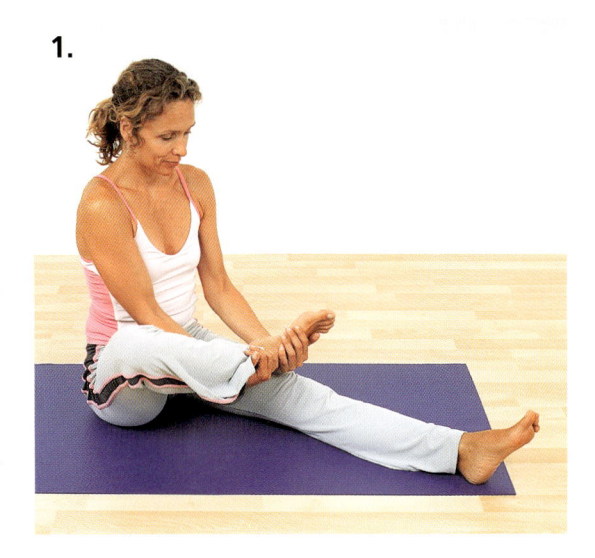

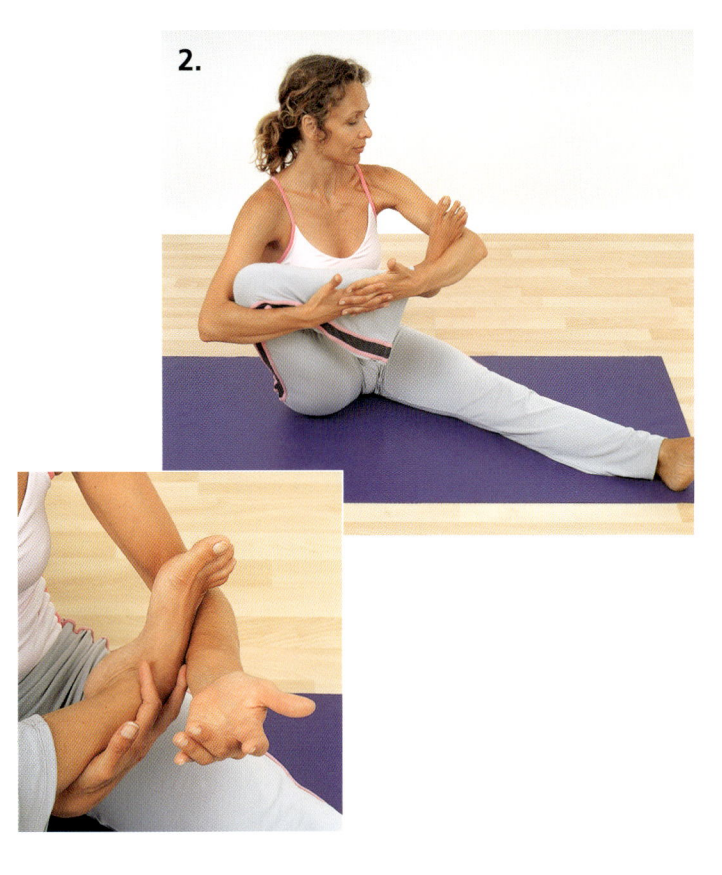

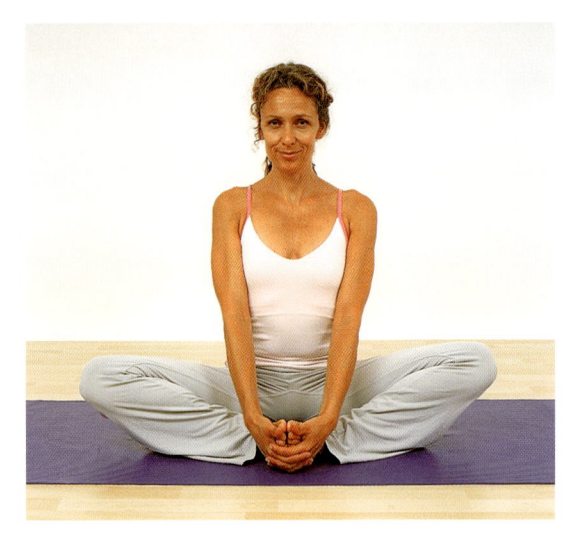

靴職人の座のポーズ
バッダ・コーナ・アーサナ
(Baddha Konasana)

　両足を伸ばして、ダンダ・アーサナの姿勢で座位になる(79頁参照)。両膝を折り曲げ、できるだけ脚の付け根に近いところに両足を持って行き、両足の裏を着ける。両膝はそれぞれ、横に突き出す。脊柱を真っ直ぐ伸ばし、両足はそのまま保つ。この姿勢で8回か8回以上呼吸する。

メリット　バッダ・コーナ・アーサナは、股関節の可動性を高める、穏やかなポーズです。

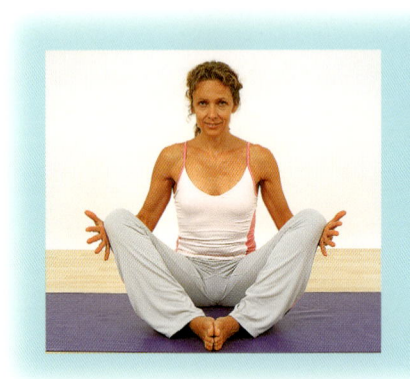

✳ **ヒント**　このポーズを終える時は、左右それぞれ、膝を手で支え、ゆっくり、ポーズを解きます。

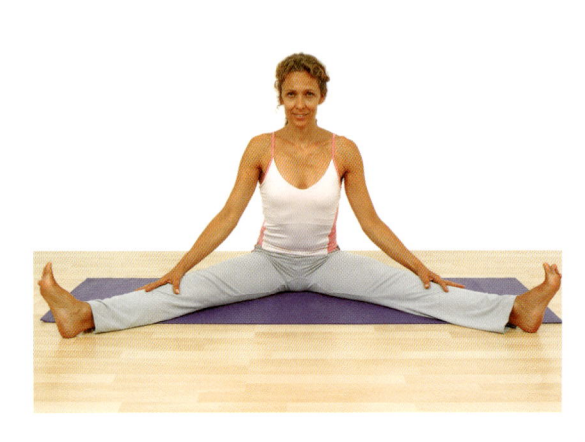

座位で行う開脚のポーズ
ウパヴィシュタ・コーナ・アーサナ
(Upavista Konasana)

　ダンダ・アーサナの姿勢で座位になる(79頁参照)。両脚をできるだけ開いて伸ばす。両膝と両足に力を入れる。両足の太腿をマットに押し付け、両足の踵に力を入れて引く。両手をそれぞれ、脚の上に置く。あるいは、指先を前に向けて、手の平をマットに置く。均等に8回呼吸する。

✳ **ヒント**　このポーズ行う時、背中の下部が下がったり、丸くなったりしがちです。股関節を持ち上げるために、お尻の下に、ブロックあるいは畳んだ毛布を置きます。

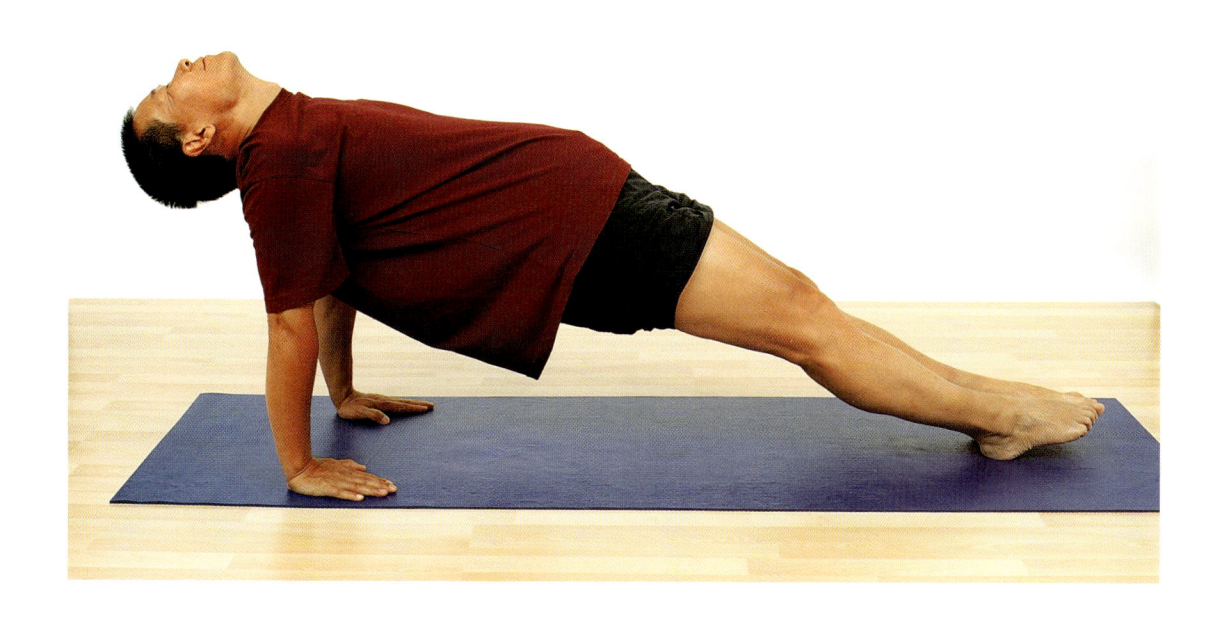

テーブルのポーズ
プールヴァ・ウッターナ・アーサナ
(*Purvottanasana*)

　プールヴァ・ウッターナ・アーサナは、前屈のストレッチの、完璧な逆ストレッチになります。股関節を反対方向に動かし、脚の付け根を広げ、背中の下部の緊張をやわらげます。

　ダンダ・アーサナの姿勢で座位になる(79頁参照)。肩甲骨を脊柱に向かってぐるりと回し、胸を開く。背中の下の、お尻から約1フット(30cm)のところに、指先を前に向けて両手を置く。息を吸い、両手にもたれ、両足の踵を下に押し付け、骨盤を持ち上げる。

　両足のつま先は前に向け、両足の裏を伸ばす。上体を持ち上げたまま、胸を広げ、そっと頭を楽にして、後ろを見る。息を吐く。その後、この姿勢で、均等に8回呼吸する。

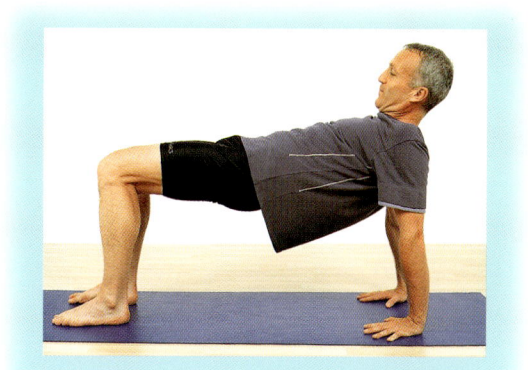

✴ **ヒント**　ダンダ・アーサナの姿勢で座ります(79頁参照)。背中の下の、お尻から約1フット(30cm)のところに両手を置きます。両脚を折り曲げ、両足をお尻の幅に開いて、足の裏をマットに着けます。息を吸い、両手と両足に力を入れ、骨盤と胸を持ち上げて、上体を水平の直線にします。膝の前方を見て、その姿勢で8回呼吸します。

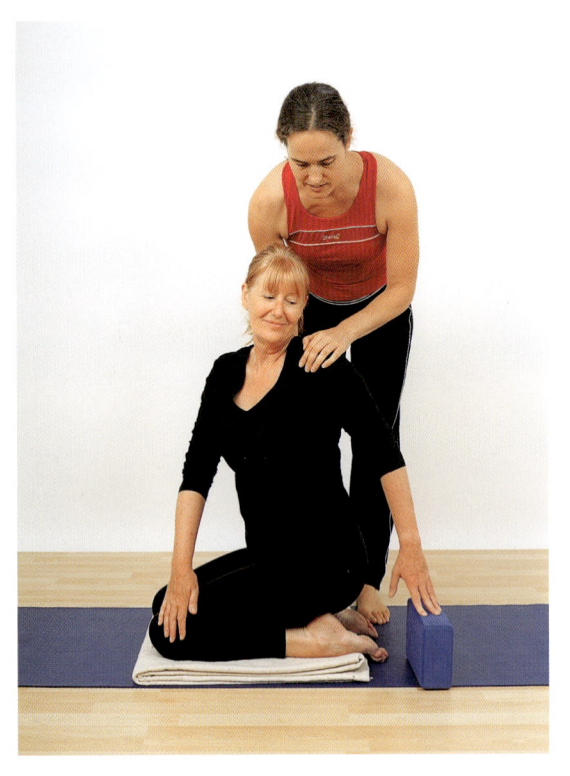

優しい横ひねり

　膝まずいた姿勢で座る。息を吸い、脊柱を伸ばし、お尻、肩、頭を直線にする。息を吐き、左に向きを変え、右膝の外側に、左手の平を置く。右手をマットの上に置く。あるいは、背中の後ろにブロックを置き、その上に右手を置く。左肩の先を見る。お臍、胸郭、肩、頭の順に、上体を左にひねる。均等に8回呼吸する。姿勢を解き、反対側で繰り返す。

> ✳ **ヒント**　ひねる時に、肩を上げないようにすることです——肩をリラックスさせ、肩を下げるように意識します。

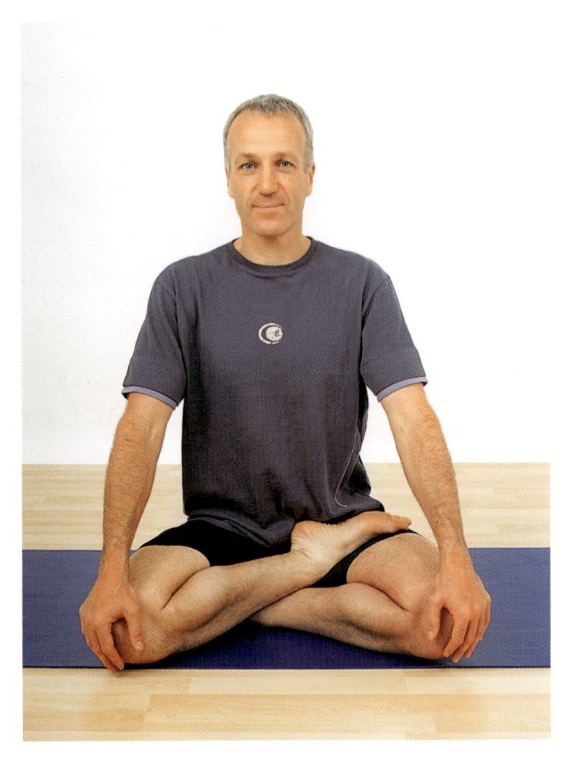

半蓮華座のポーズ
アルダ・パドマ・アーサナ
(*Ardha Padmasana*)

　半蓮華座のポーズは、蓮華座のポーズの準備として、膝に負担を与えることなく、股関節をゆっくり開く、心地良く安全な、座位のポーズです。

　背中の下部を楽にするために、お尻を上げて、畳んだ毛布やブロックの上に腰を降ろして行っても良いものです(37頁参照)。

　ダンダ・アーサナの姿勢で座位になる(79頁参照)。左脚を折り曲げ、足の裏を上にして、脚の付け根に近いところに左足を置く。右膝を折り曲げ、右の股関節と右脚は完全にリラックスさせる。右足を上げ、足の裏を上にして、左脚の太腿の、脚の付け根に近いところに置く。両手の平をそれぞれ、膝の上に置く。この姿勢を20秒から30秒保つ。両脚をほどき、軸足を反対にして繰り返す。

瞑想

瞑想は、コルチゾール値の低下を促すので、ストレスに対処する効果的な手段です。コルチゾールは、ストレスに反応して副腎から分泌されるホルモンです。科学は、ストレスと病気の関係を発見しました──血流中のコルチゾール値が、長時間高すぎる場合は、病気を誘発していることがあります。瞑想する人が、ストレスの仕組みと上手に折り合いをつけていることも知られています；ストレスで医師の診断を受ける人もいますが、その割合は、瞑想しない人の50％以下です。脳の働きも瞑想中に変化します。脳波は瞑想中に次第に長くなり、深くリラックッスした時に流れる脳波と同じような波形になります。瞑想中の心は、今・現在の状態に集中しますから、自然に、将来の心配や、過去の行いをくよくよするような、日頃の状態から遮断されることになります。さらに、熟年以降の世代の人には、心を清明にすることを助け、脳への血液の循環も助けます。

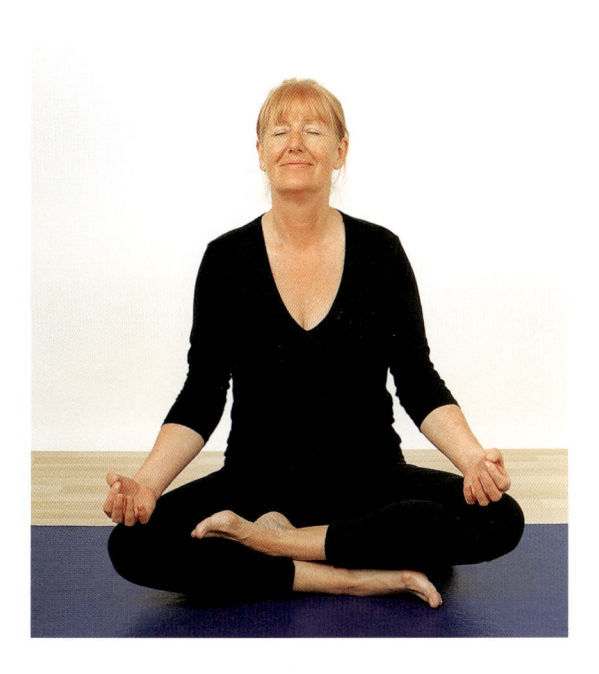

瞑想の方法

瞑想は、通常では、ヨーガのトレーニングの最後、プラーナーヤーマ（20頁参照）の後で行われます。楽器の演奏を学ぶことと同じように、瞑想も、少なくとも1日20分の練習が必要です。

初心者には、瞑想を行うのにふさわしい場所を探すことが重要です。頻繁に電話が鳴ったり、極端に騒音の激しい通りなど、注意散漫になる要因から遮断された場所を選びます。

背筋を伸ばして、あぐらをかく、あるいは、半蓮華座のポーズになる（左頁下の写真参照）、または、椅子に座るなど、心地良い姿勢を探します。ゆったりした楽な服を着用し、眼鏡や時計は外します。

大切なことは、心に浮かぶどんな思いや考えも受け流す、受身の姿勢を貫くことです。というのは、瞑想するために座ったばかりの時は、その日あったあらゆる出来事、おしゃべりしたことから明日しなければならないことのリストに至るまでが、洪水のように頭にあふれているのですから。

そういう雑念は、晴れ渡った青空を横切る雲のように、ただ眺めるだけにして、ゆっくり、意識を、呼吸やマントラに集中させて行きます。呼吸の自然なリズムを観察し、息を吸う時のひんやりした感覚、息を吐く時の温かな感覚を感じ取るようにします。次のマントラを唱えることもできます。：

So Ham（ソー・ハム）

So Hamは、「我なり」という意味です；息を吸うときにSo（ソー）と口ずさみ、息を吐く時にHam（ハム）と言います。瞑想を行うに連れて、徐々に、心はより平静に、安らかになっていきます。

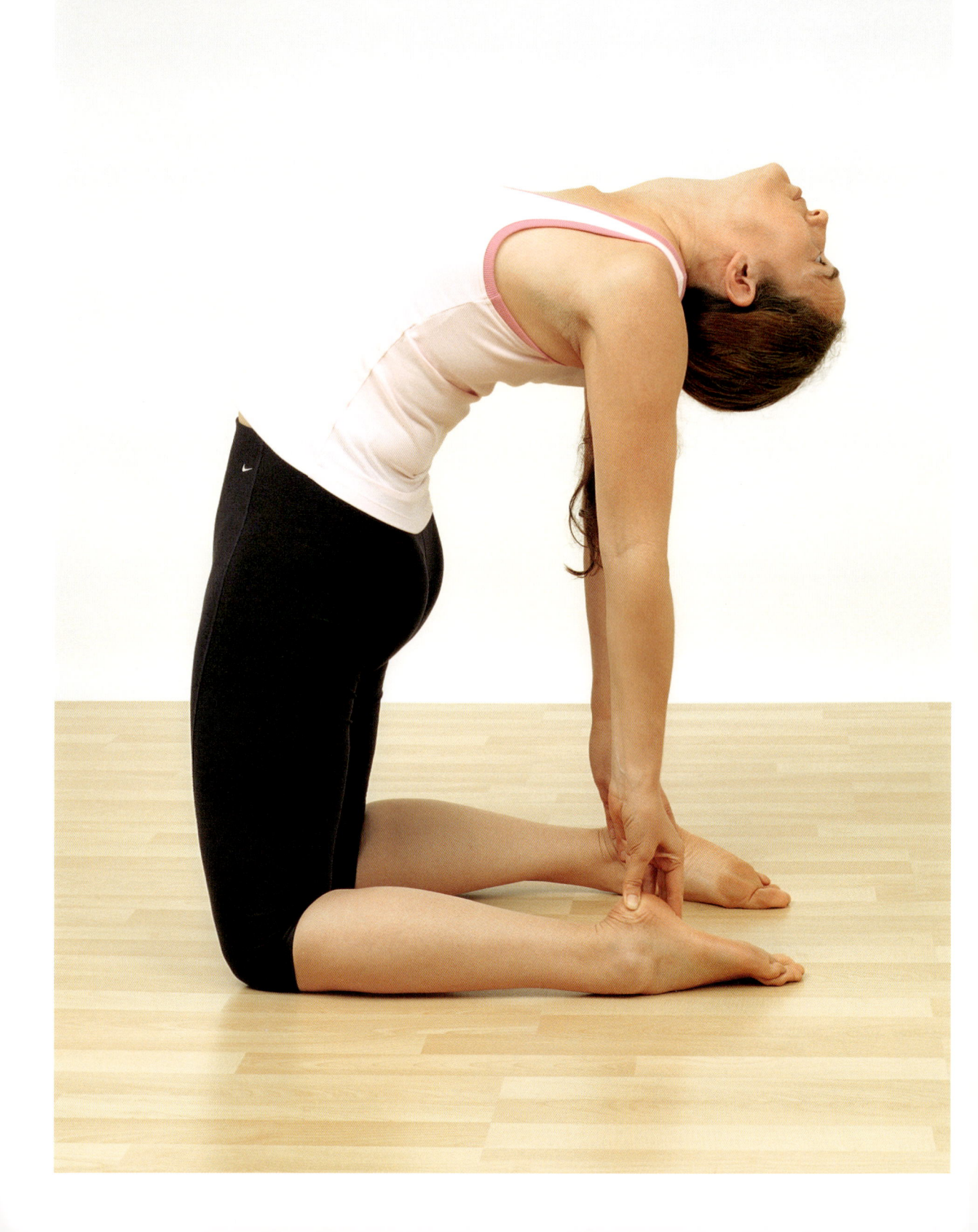

[第 5 章]

後ろに反るポーズ

༒

　年齢が高くなるに連れ、また、長年、椅子に座る生活を過ごしていると、次第に背中が丸くなります。背中が丸くなると、肺を締め付け、深く呼吸する力に影響します。酸素が少なくなると、脳が餓死状態になり、血液の循環も悪くなります。背中を強く柔軟にすることが、老化の進行を遅らせ、身体を生き生きと元気に保ってくれます。後ろに体を反らす、バック・ベンドのポーズは、毒素を取り除き、必要不可欠な栄養素や血液を円滑に流れさせ、内臓の諸臓器の間のスペースを広げてくれます。背中の筋肉の強化に役立つバック・ベンドは、その上、脊柱を柔軟にし、身体の中心にあるエネルギー経路を活性化します。本章でご紹介するポーズは、胸を開き、心臓の中心を広げて、エネルギーと勇気、そして心の清明さを与えてくれます。それは、鬱々とした状態を克服する助けにもなるものです。

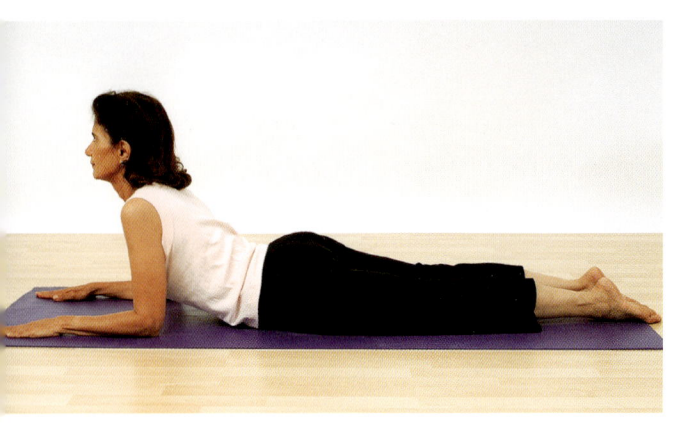

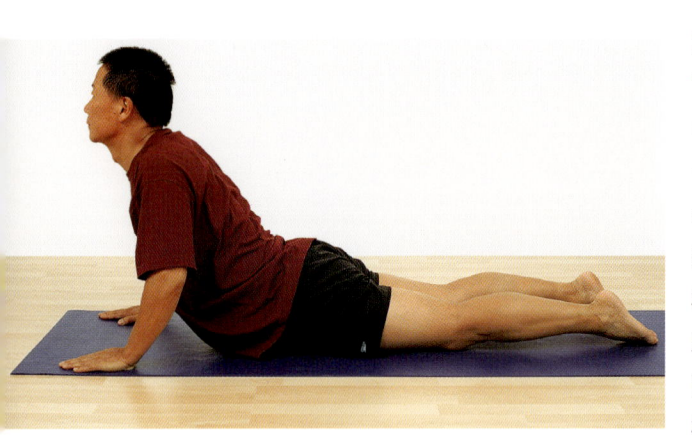

鰐のポーズ
マカラ・アーサナ（Makarasana）

　マットにうつ伏せになって、両足をお尻の幅に開く。骨盤をリラックスさせ、尾骨を下に引き、背中の下部を伸ばす。両手は左右それぞれ肩の下に、指先を前に向け、マットの上に置く。マットに額を着ける。息を吸い、胸を上げ、両腕の肘から先を滑らせて、両肘をそれぞれ、脇の下の真下に置く。前方を真っ直ぐ見る。この姿勢で、均等に8回呼吸する。息を吐き、ポーズを解く。

コブラのポーズ
ブジャムガ・アーサナ（Bhujangasana）

うつ伏せになる。両脚と両足を揃え、両手の平をそれぞれ、肩の下、胸郭の両脇に置く。マットに額を着け、次に、顎を着ける。尾骨から頭頂部まで、脊柱全体が伸びていることを感じ取る。脊柱を伸ばし、頭と胸を上げて、息を吸う。肩を下げて胸を開く。両手の平を静かにマットに押し付け、胸を前に出し、椎骨で脊柱の椎骨を伸ばす。両肘はそれぞれ、横に突き出す。首の後ろをすくませないで、上を見て息を吐く。この姿勢で8回呼吸する。

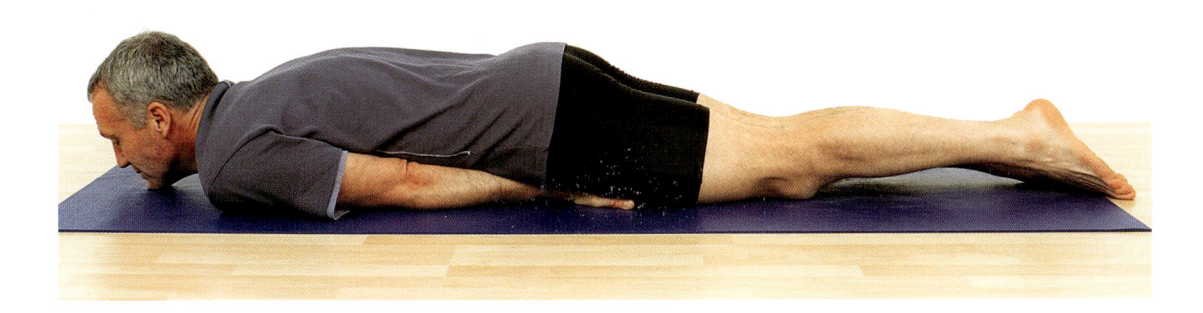

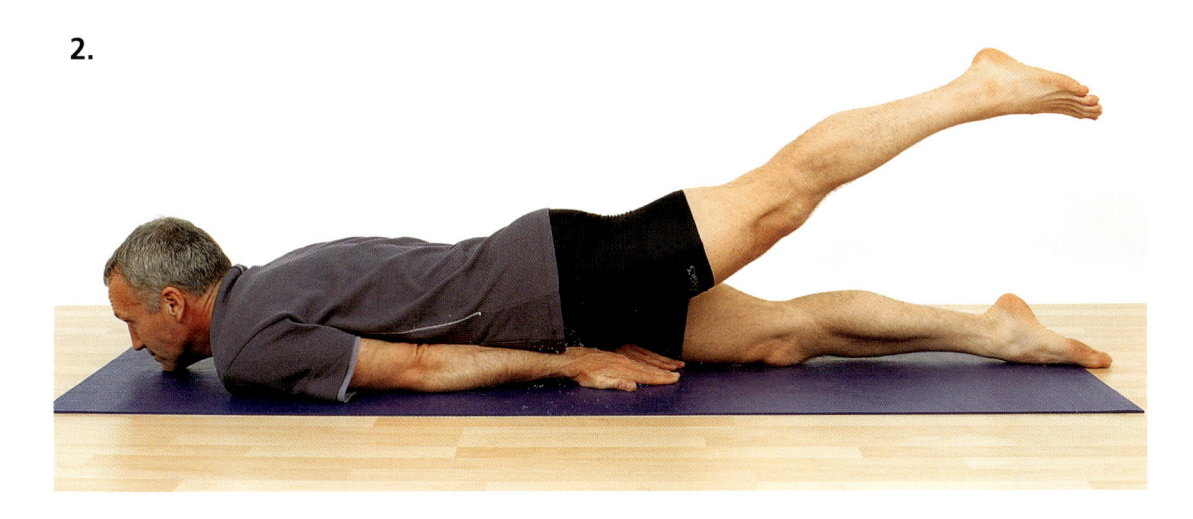

半－イナゴのポーズ
アルダ・サラバ・アーサナ (Ardha Salabhasana)

1. 顔を下にしてマットにうつ伏せになり、顎をマットに着ける。両腕を体の下に差し込み――両手の平は、上にしても、下にしても、軽く握りこぶしを作っても良く、それぞれ、太腿の下に置く。

2. 両肘をできるだけ近づける。息を吸い、左脚を後ろに伸ばして持ち上げる。この姿勢で8回呼吸する。反対側で繰り返す。

> ✻ **ヒント** 脚は、心地良いと感じられる範囲で持ち上げます。腕の肘から先と股関節は着けておきますが――これも無理をしないことです。練習を重ねて行けば、少しずつ高く、脚を上げられるようになります。

1.

2.

イナゴのポーズ
サラバ・アーサナ
(*Salabhasana*)

1. マットにうつ伏せになる、顎をマットに着け、両足を揃える。両腕を体の下に押し込み、上体の重さを、胸と肩に移す。

2. 両手と両足を揃えたまま、息を吸い、両脚を持ち上げる。背中の下部に力を入れないようにする。この姿勢で8回呼吸し、息を吐き、ポーズを解く。

メリット アルダ・サラバ・アーサナとサラバ・アーサナは、背中の下部の筋肉、骨盤、腹部の筋肉を強化し、背中を強く保持することに役立ちます。また、手首や肘のこわばりを取り除き、手根管症候群の様々な症状の緩和を助けることもできます。このポーズを行うと、腸を整え、便秘解消にも役立つはずです。

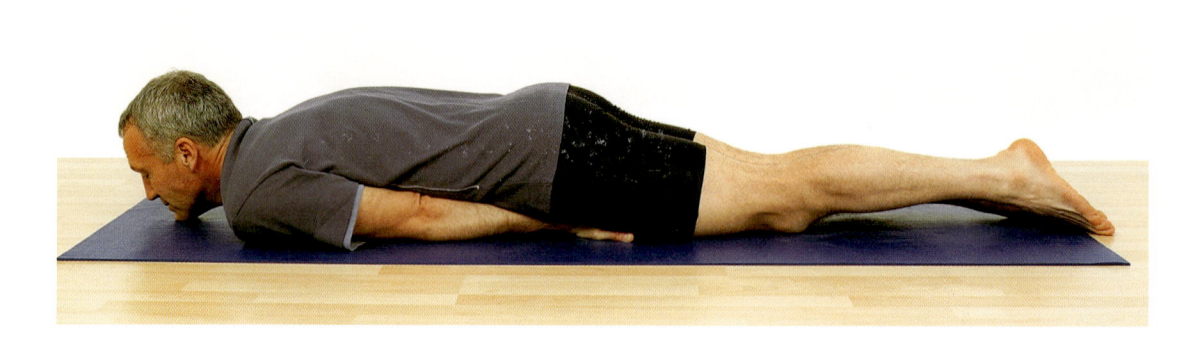

1.

2.

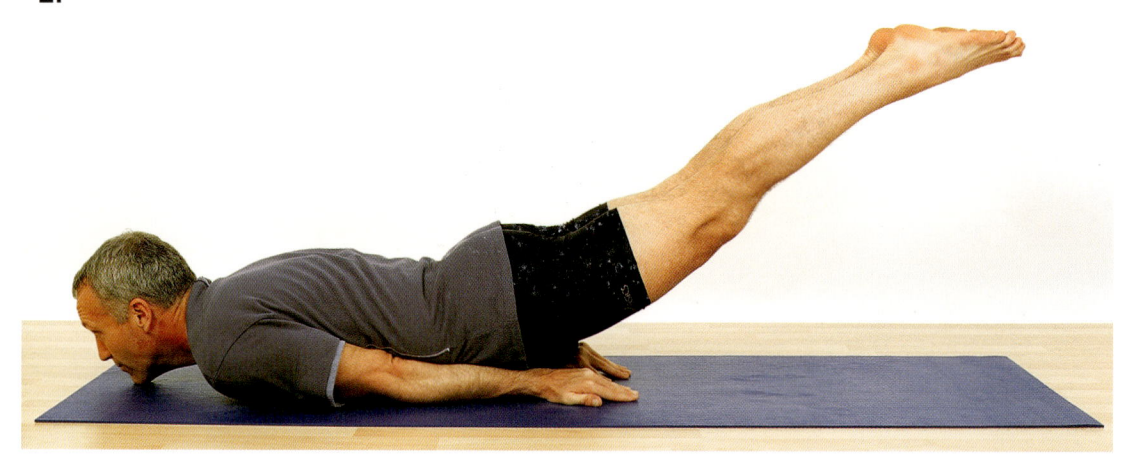

らくだのポーズ
ウストラ・アーサナ
(*Ustrasana*)

1. 両膝をお尻の幅に開き、太腿とお尻を持ち上げて、ひざまずく。両足のつま先を立てる。両手は、指先を下にして、背中の下部に置き、脊柱を上に伸ばす。ゆっくり胸を上げ、骨盤もそっと前に出す。息を吐きながら、ゆっくり、後ろに反ってアーチを作る。

2. 片手を後ろに伸ばして両足の踵を掴む。胸は上げたままにする。
　両足の踵を掴んだまま、首の後ろを縮ませないで、上を見る。両膝を下に押し付ける；両膝と前に出した骨盤、上げた胸を平行に揃え、背中の下部にかかる力を除く。

3. 肩甲骨を降ろし、背中の上部で胸を開く。脊柱を均一に伸ばす。規則正しく呼吸を8回する。背中の下部を支えて、ゆっくり上体を起こして、ポーズを解く。

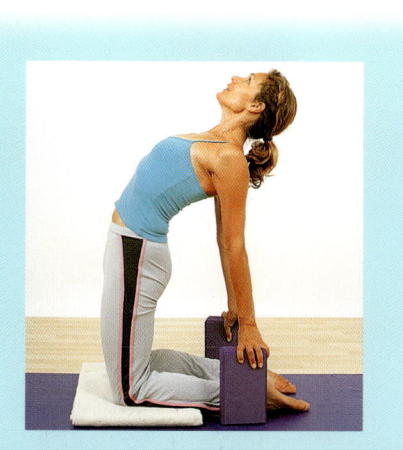

★ **ヒント**　足首の両側にブロックを置く方法もあります。上体を後ろに反らせたら、支えのブロックに手を載せます。

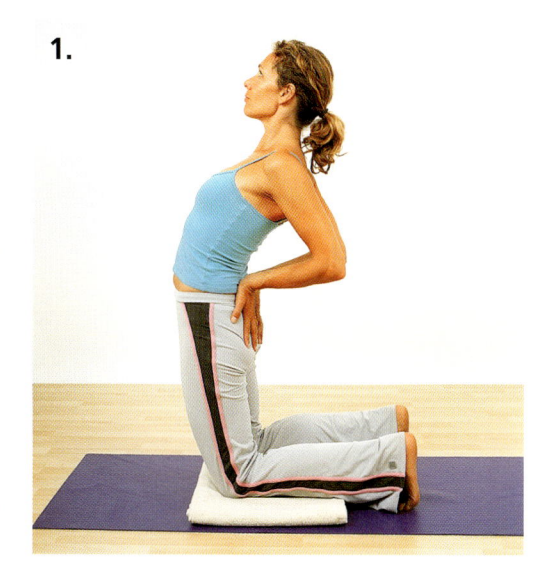

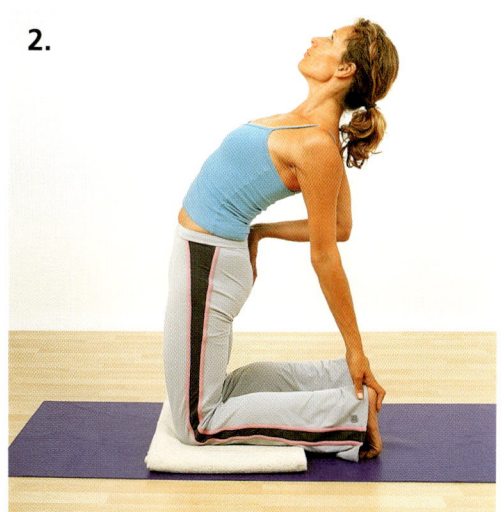

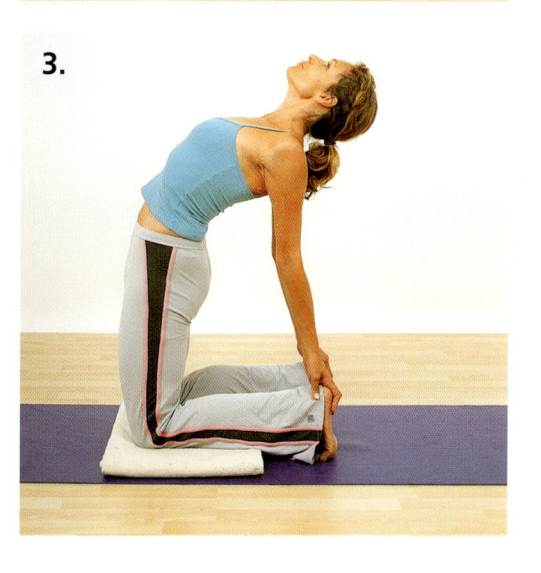

後ろに反るポーズ　93

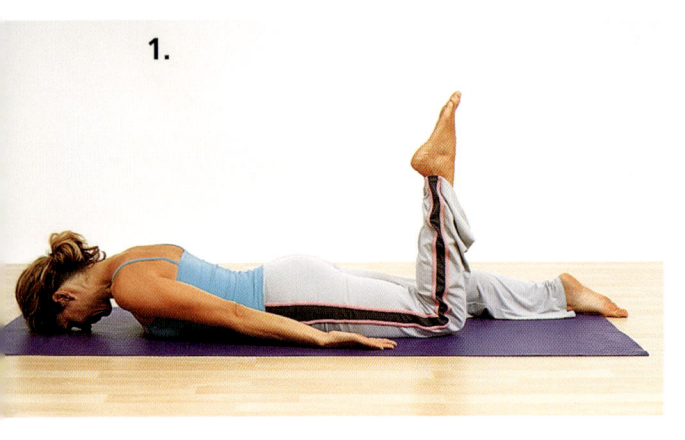

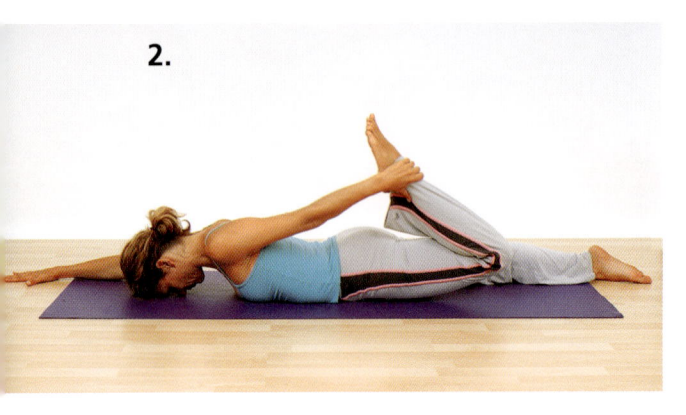

半分おじぎするポーズ
アルダ・ダヌーラ・アーサナ
(Ardha Dhanurasana)

1. うつ伏せになり、額をマットに着けて、両足をお尻の幅に開く。左膝を折り曲げ、左足の踵を骨盤に向ける。

2. 左腕を後ろに伸ばして左足の先を掴む。右腕は、手の平を下にして前に伸ばす。息を吸い、左脚と背中を持ち上げる。息を吐き、この姿勢で均等に8回呼吸する。その後、反対側で繰り返す。

メリット アルダ・ダヌーラ・アーサナは、椎間板に新鮮な血液や栄養素を送り、脊柱全体を柔軟にします。骨盤と腹部にかかる重さは、消化管や生殖器官を整えます。ダヌーラ・アーサナは、胸を開き、肺を広げ、肩のこわばりを緩和します。

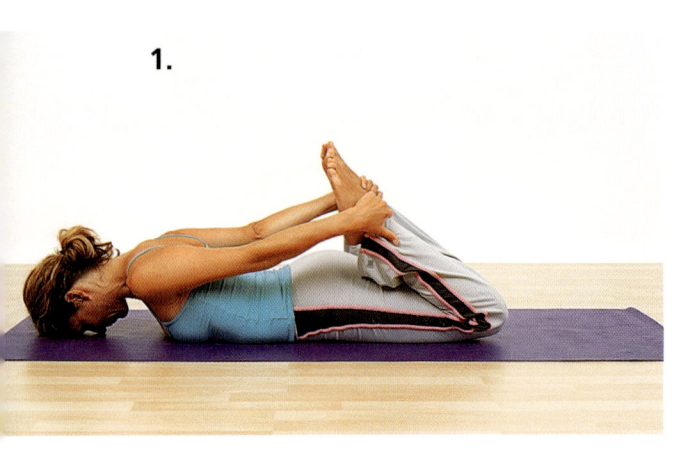

おじぎのポーズ
ダヌーラ・アーサナ
(Dhanurasana)

1. うつ伏せになり、額をマットに着けて、両足をお尻の幅に開く。両膝を折り曲げ、両足の踵をお尻に近づける。両腕を後ろに伸ばし、両足首の外側を掴む。尾骨を下に引き、顎をマットに着ける。息を吸い、両脚と背中を持ち上げる。

2. 両脚を引き上げたまま、背中にできるだけ大きなアーチを作り、両足の力で頭と胸を持ち上げられるようにする。このポーズでは、脊柱は自然に、なるがままに、肩はリラックスさせておく。

3. 両腕を真っ直ぐ伸ばし、腹部のバランスを取る。顎を上げ、首の後ろを縮めないで、上を見る。息を吐き、この姿勢で均等に8回呼吸する。息を吐いてポーズを解く。

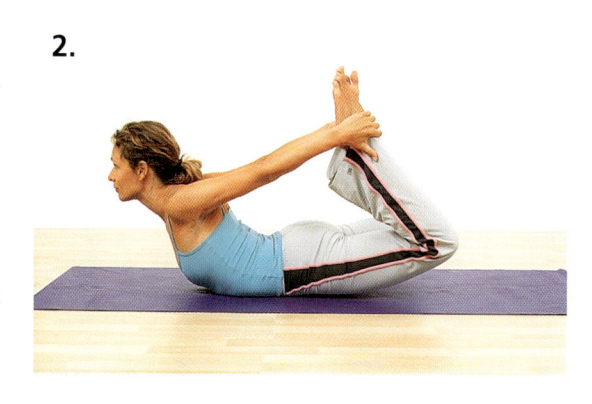

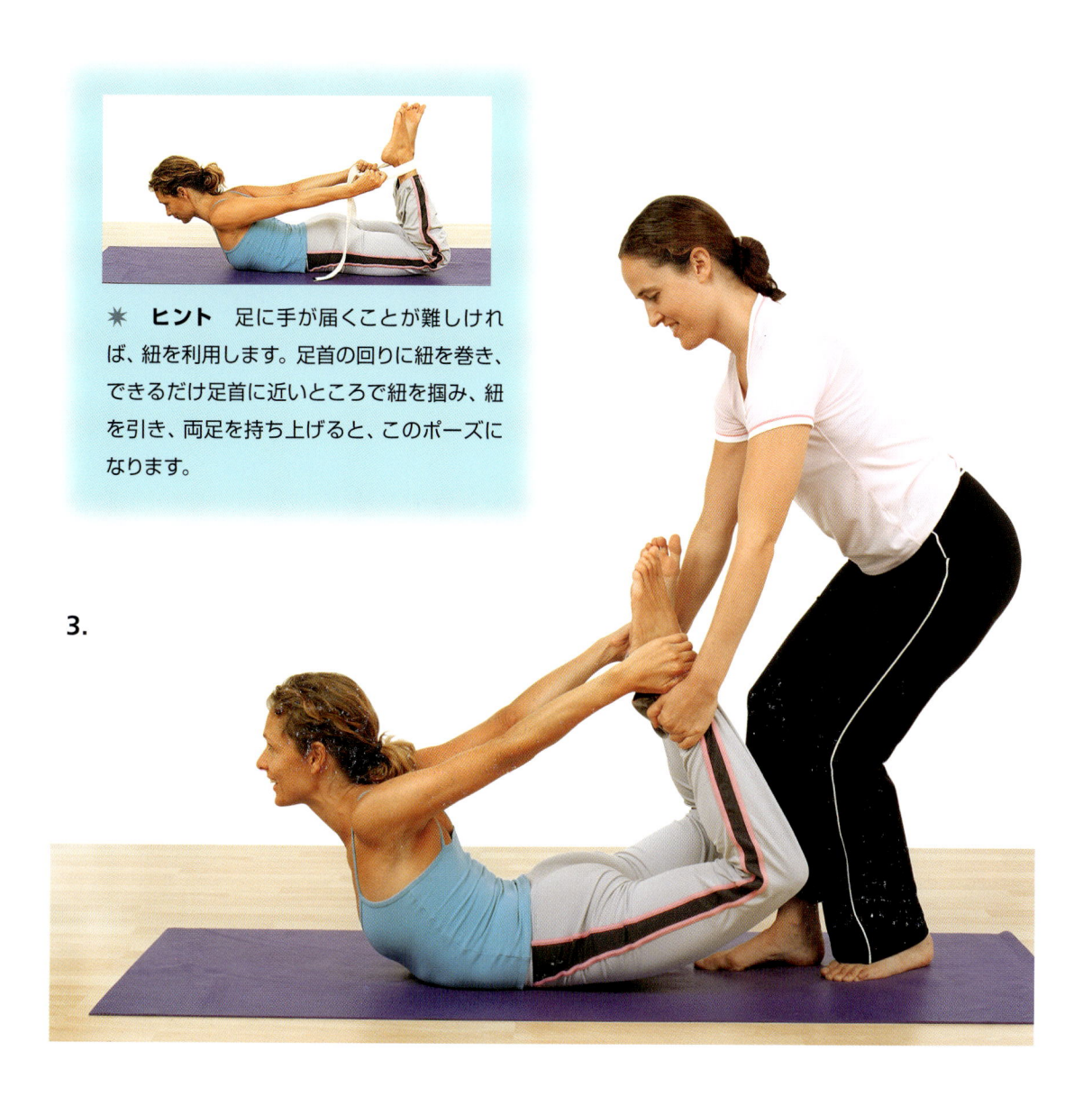

2.

✳ **ヒント** 足に手が届くことが難しければ、紐を利用します。足首の回りに紐を巻き、できるだけ足首に近いところで紐を掴み、紐を引き、両足を持ち上げると、このポーズになります。

3.

後ろに反るポーズ 95

橋のポーズ
セーツ・バンダ・アーサナ
（Setu Bandhasana）

　マットにあお向けになる。両脚を折り曲げ、足の裏をお尻の近くに置く。手の平を下にして、両腕をそれぞれ、足に向かって伸ばす。尾骨を下に引く。息を吸う。息を吐き、両手の平と両足の踵に力を入れて、骨盤を持ち上げる。できれば、肩を反らせて胸を持ち上げる。首の後ろを伸ばし、顎を引く。両足の太腿は力を入れたままにする。心地良ければ、両手を背中の下に持って行き、両手の指先を組む。両足は平行に揃えて保つ——両足が外向きになるようなら、股関節が硬くなっていることを示すことに留意する。この姿勢で8回呼吸する。息を吐き、ゆっくり、ポーズを解き、脊柱を真っ直ぐにして、マットに上体を降ろす。

メリット　セーツ・バンダ・アーサナは、チャクラ・アーサナとサールヴァーンガ・アーサナの準備に、役立つポーズです。肩や股関節を広げ、脊柱の柔軟性を改善します。セーツ・バンダ・アーサナは、月経周期の調節を助ける、特に女性に有効なアーサナです。

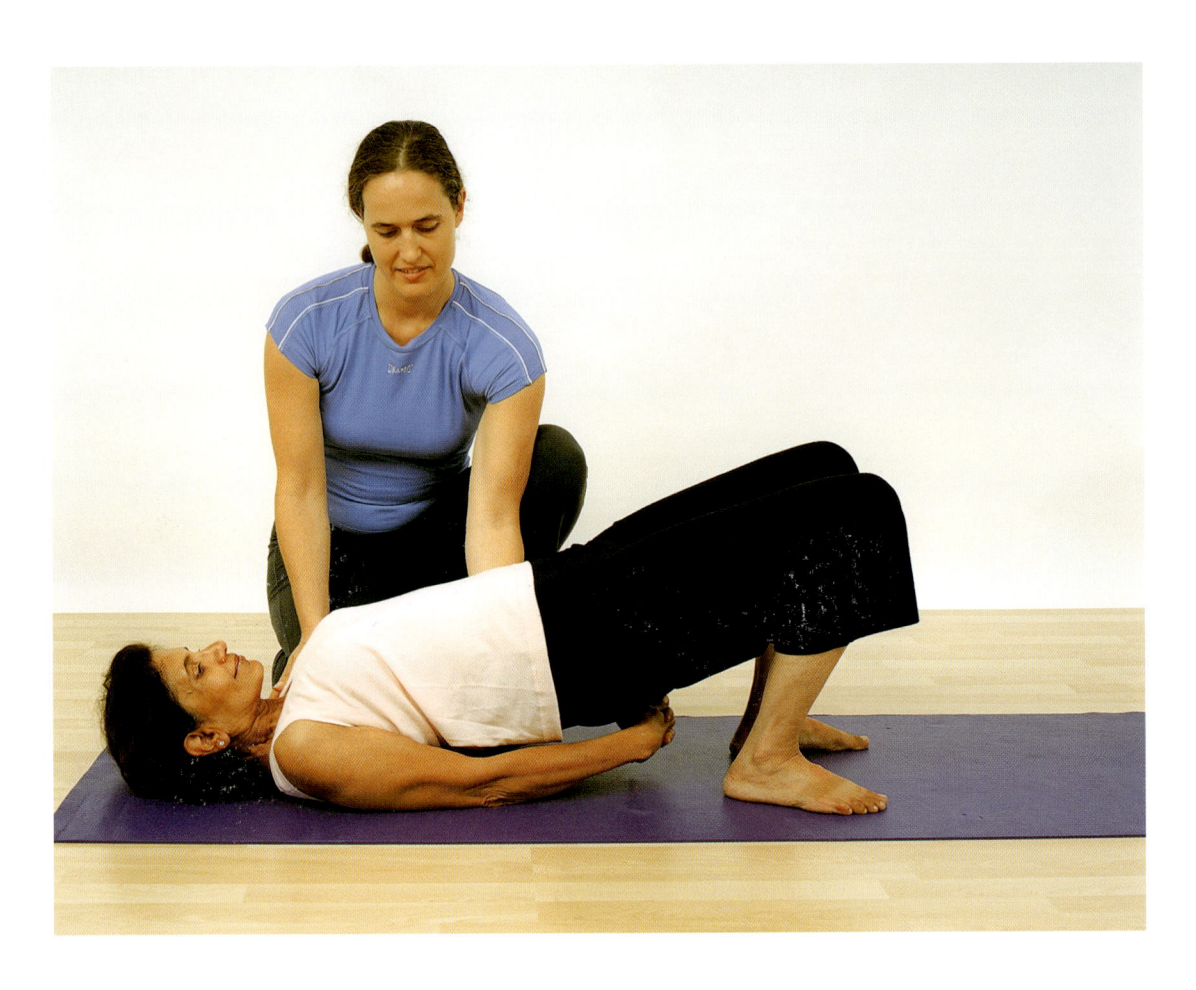

車輪のポーズ
アルダ・チャクラ・アーサナ
(*Ardha Chakrasana*)

1. マットにあお向けになる。両脚を折り曲げ、足の裏をお尻の近くに置く。両肘を折り、両手をそれぞれ、手の平を下にして、肩の下に置く。息を吸う。

2. 息を吐き、両手と両足に力を入れ、骨盤を持ち上げ、頭頂部をマットに着ける。息を吸う。その後、息を吐き、両手の平に力を入れ、お臍を持ち上げ、股関節もできるだけ高く上げる。尾骨を下に引く。胸を両手に近づける。両腕を真っ直ぐ伸ばし、両脚の太腿はしっかり持ち上げておく。マットを見おろす。この姿勢で均等に8回か8回以上呼吸し、その後、息を吐き、ポーズを解く。

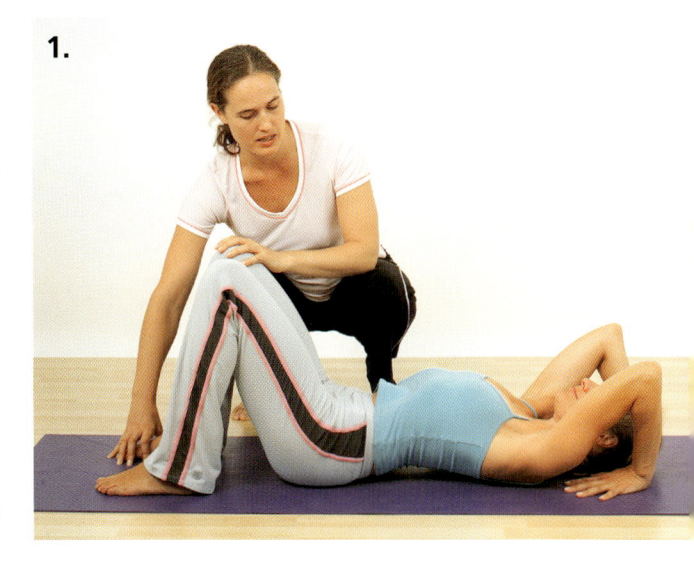

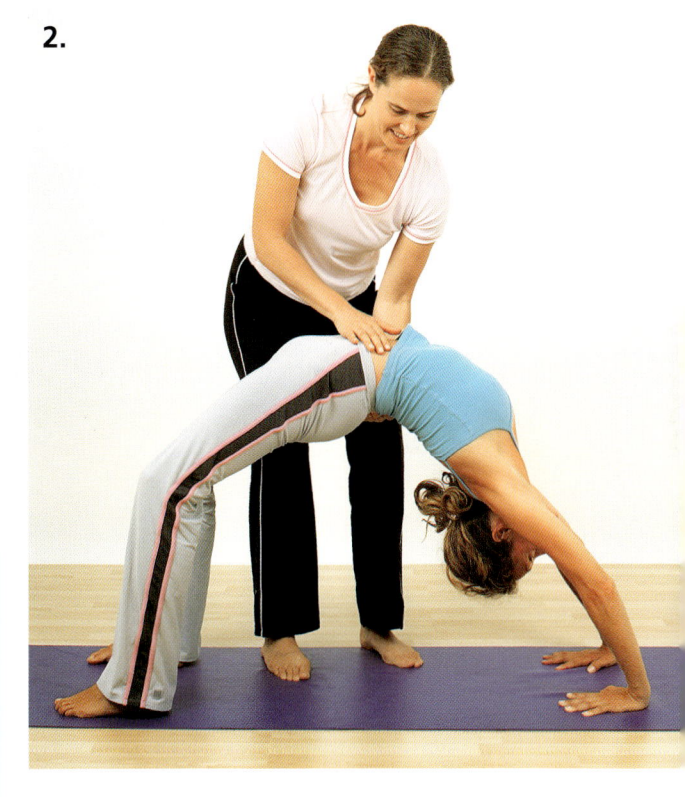

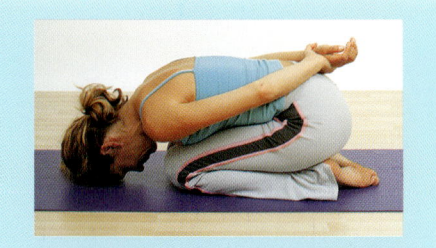

✹ **ヒント** 後ろに反った後は、子供のポーズを行うか、あるいは穏やかなパシチマ・ウッターナ・アーサナのポーズを行い、脊柱の向きを、優しく反対方向に変えることが大切です。

後ろに反るポーズ 97

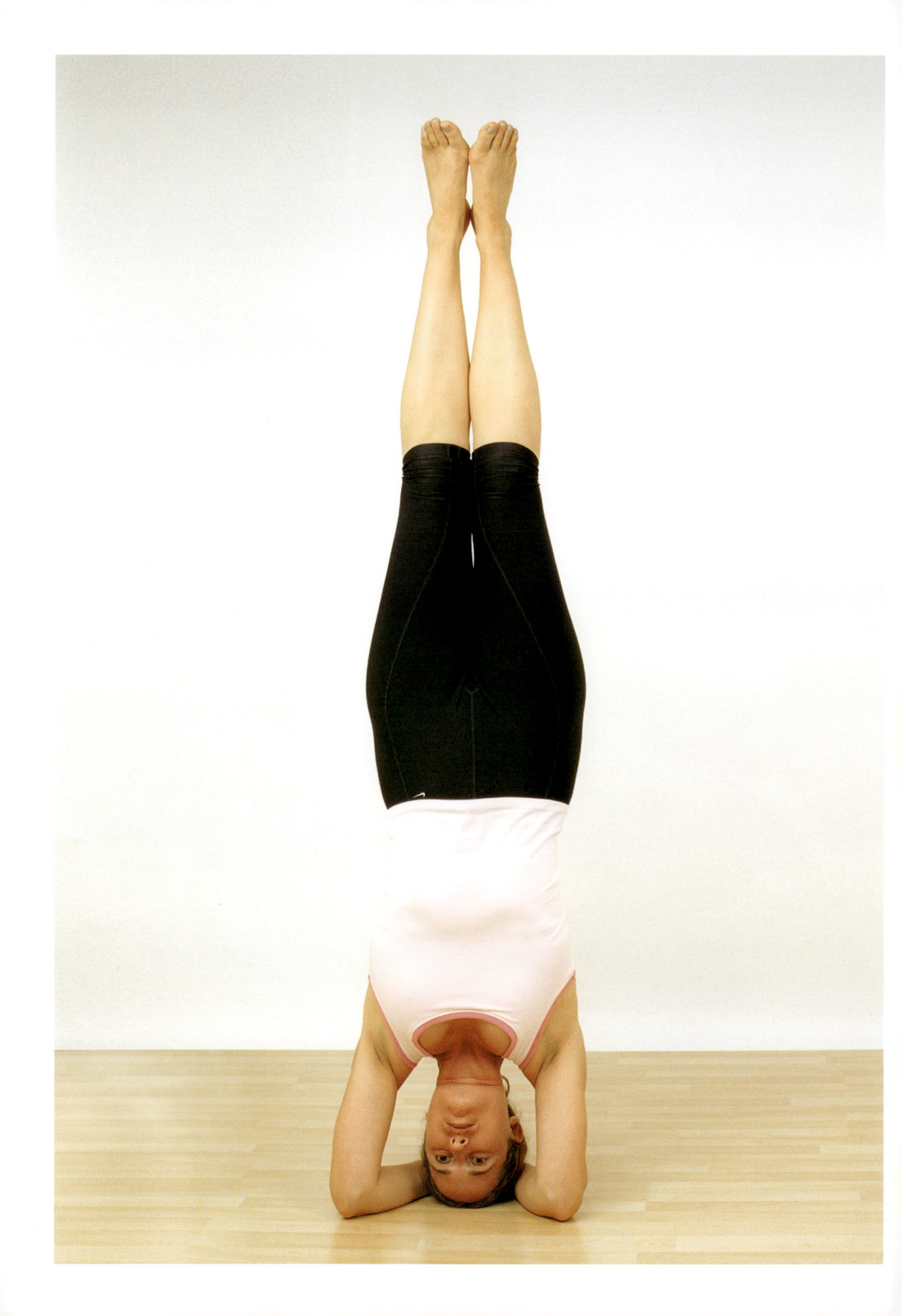

[第 6 章]

倒立のポーズ

　重力の力は、絶えず体を下に引くように働き、それが老化を促進する一因にもなっています。倒立は、体に働く重力の力に素晴らしい小休止をもたらして、重力と逆方向に作用してくれるものです。また、頭と脳に栄養豊富な血液を送り、それが皺を減らし、脳内を流れる血液の順調な供給を守ることにもなります。世界を逆さまにすることは、熟年以後の暮らしに、新たな物の見方や考え方を手にする助けにもなります。倒立と肩立ちは、体と心に驚異的な効果をもたらすことから、「アーサナの王と女王」と呼ばれています。この二つが、内分泌系、特に松果体、脳下垂体、甲状腺、頭部と首の上皮小体：副甲状腺：の働きを調整します。内分泌系は、血流の分泌ホルモンによって、体の情動過程と代謝過程を調和させるものです。そのようなことから、倒立のアーサナは、ストレスや不安を軽減し、神経エネルギーの経路を通り易くします。さらに、思考のプロセスにも影響を及ぼします。

下を向く犬のポーズ
アドー・ムカ・スヴァーナ・アーサナ
(*Adho Mukha Svanasana*)

　マットにうつ伏せになる。両手の平を下にして、それぞれ、肩の真下に置く。両手の指先を前に向け、両手と胸郭を平行に揃える。

　必ず、両足をお尻の幅に開き、つま先を下に押し込むようにする。両膝に向かって体を押し上げる。息を吸う。次に、息を吐きながら、両手の平に力を入れ、お尻を突き上げ、背中を平らにして三角形を作る。

　股関節を高く、両膝の裏を広げて、両足の踵を下に押し付ける。後ろの、両足のほうを見る。この姿勢で均等に8回呼吸し、その後、息を吐き、ポーズを解く。

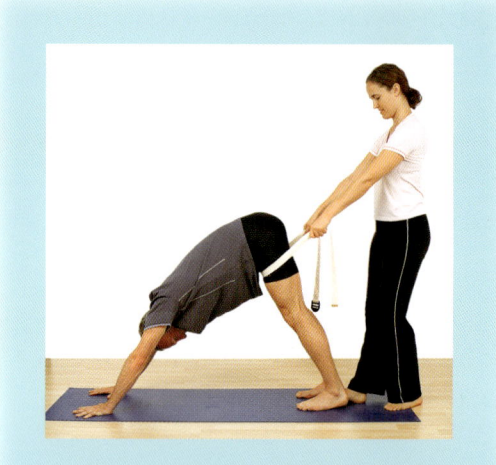

✳ **ヒント**　股関節と腕の肘から先を連動させて、脚は心地良いと感じる範囲で持ち上げます。——これも無理にしないことです。練習を重ねて行けば、少しずつ高く脚を上げられるようになります。

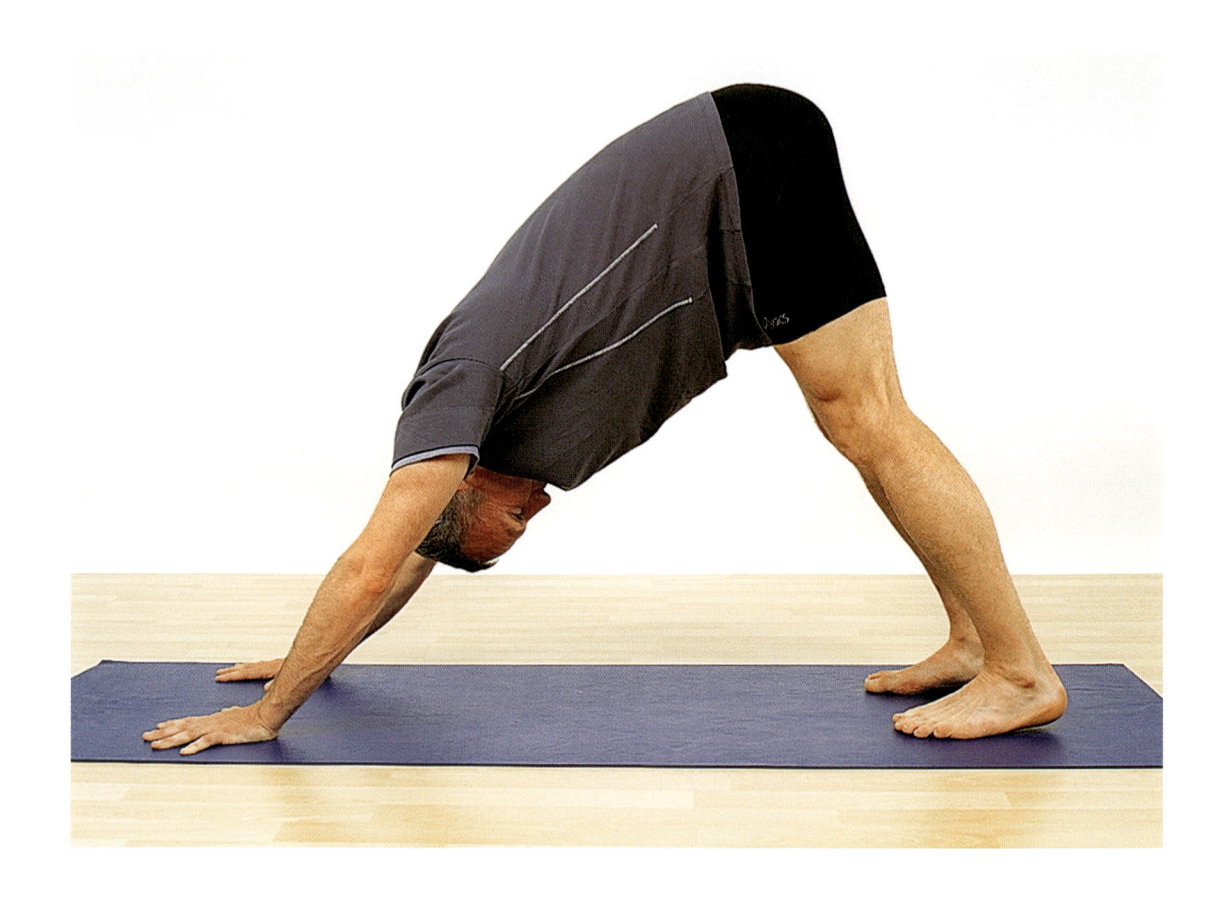

壁を使う肩立ちのポーズ
サールヴァーンガ・アーサナ
（*Sarvangasana*）

1. 畳んだ毛布を壁の近くに置く。肩甲骨を毛布に平行に置き、壁に両脚を上げるポーズを取る（42頁参照）。首の後ろ全体を真っ直ぐ伸ばし、顎を引く。

2. 両膝を折り曲げ、両足の裏を壁に着ける。腕は左右それぞれ体側脇に、手の平を下にして、お尻の横に置く。息を吸う。

3. 息を吐く。両足で壁を押し、骨盤を持ち上げる。両手で背中の下部を支え、体を、肩の上に丸めるように持ち上げる。両肘を近づけ、さらに強力な支えにする。

4. 壁から片足を離し、同時に、両足を持ち上げる。この姿勢を20秒から30秒保つ。体を下に降ろすために、両膝を曲げ、壁に両足を置く。息を吐き、椎骨を真っ直ぐにして、一度で体を下ろす。

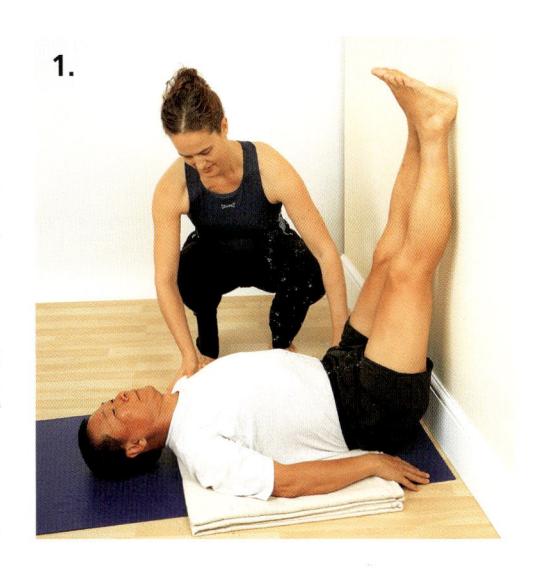

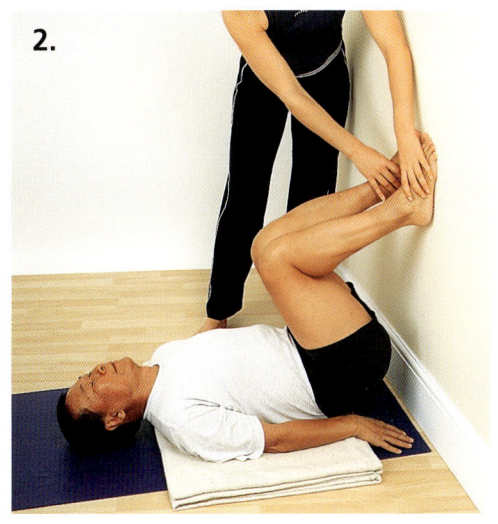

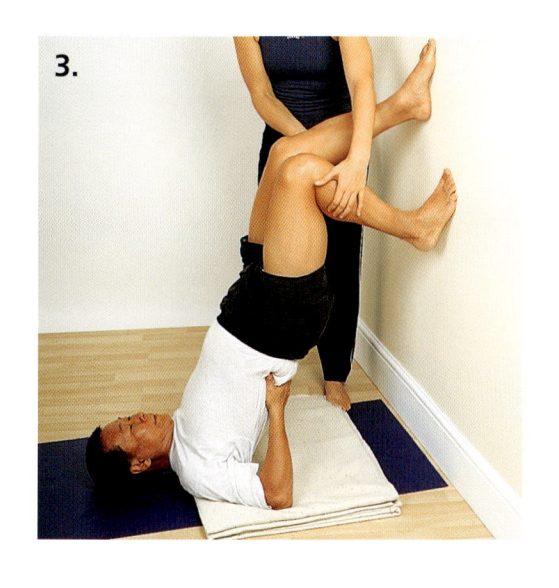

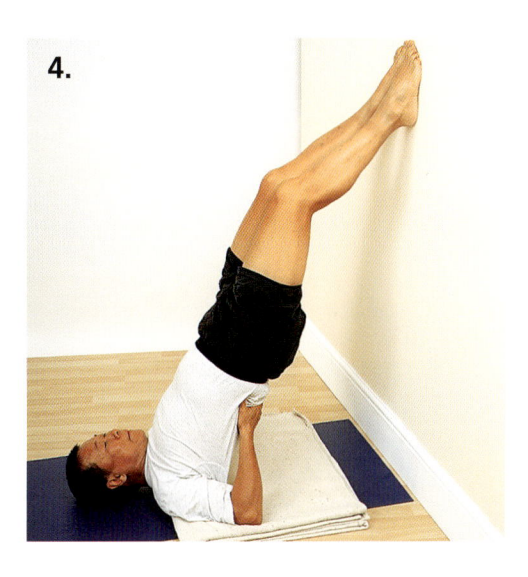

肩立ちのポーズ
サールヴァーンガ・アーサナ
(*Sarvangasana*)

　あお向けになる。顎を少し引き、首の後ろを真っ直ぐ伸ばす。手の平を下にして、両腕をそれぞれ、体の両脇に置く。息を吐き、両膝を折り曲げ、両手に力を入れてマットを強く押し、ゆっくり、両脚を頭上に上げる。両腕を折り曲げ、手の平をそれぞれ、背中の中央の脊椎の両脇に置いて、背中を支える。両肘は、ぐらつかないようにする。胸を持ち上げ、顎に着けるようにして、上体を垂直にする。

　上体に合わせて、両脚を真っ直ぐ伸ばし、両脚も垂直にする——両肩、左右の股関節、両足首の間が直線になることを目標にする。尾骨を下に引き、脊柱を真っ直ぐ伸ばす。顔の筋肉はリラックッスさせる。息を吸い、少なくとも1分間、静かに呼吸する。両脚を下に下ろし、ハラ・アーサナ、鍬のポーズ（下段参照）に移る。

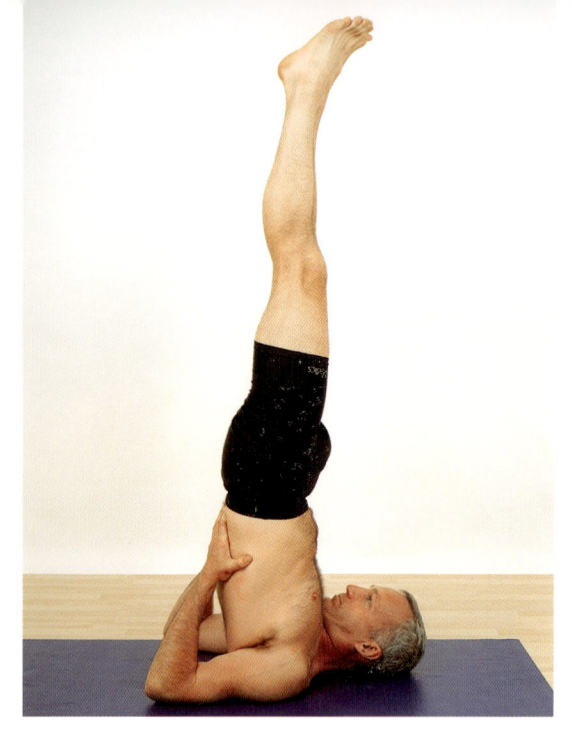

✳ ヒント　肩立ちのポーズと鍬のポーズであるハラ・アーサナのポーズを解くために、両膝を折り曲げて、頭のほうに向け、両腕を放して体の後ろに置きます。体を転がしてポーズを解き、同時に、脊椎を真っ直ぐにします。ポーズを解く時に、頭を上げることは禁物です。最後に、両脚をマットの上に戻し、体をリラックスさせます。

メリット　サールヴァーンガ・アーサナは、アーサナの「女王」です：このアーサナは、血液の循環や消化力、生殖器官や呼吸器を助け、甲状腺と副甲状腺を活性化します。

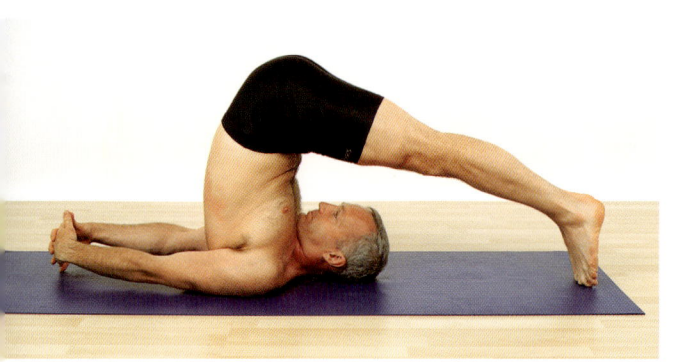

鍬のポーズ
ハラ・アーサナ
(*Halasana*)

　肩立ちのポーズ、サールヴァーンガ・アーサナから、息を吐きながら、腹部の筋肉を使い、両脚を揃えて、ゆっくりマットに足を下ろす。頭の前方に、つま先の先端を置く。股関節と肩を平行にする。両脚の太腿の裏側は、上向きにする。背中から両手を離し、指先を組み、両腕をぐっと伸ばして、足から遠い位置になるように力を入れる。均等に8回または8回以上呼吸する。ゆっくり回転してポーズを解く。あるいは、次のヴァリエーションに移る。

魚のポーズ
マツヤ・アーサナ
(*Matsyasana*)

　魚のポーズは、首には、肩立ちのポーズの逆ストレッチになりますので、肩立ちのポーズを行った後に行います。

　あお向けになる。両脚を揃え、両手をお尻の下に差し込む。両肘に力を入れ、上体を持ち上げ、少し上体を起こして、両足を見る。胸を上げ、骨盤を前に突き出し、背中を反らせる。頭頂部をマットに着けて息を吐く。両肩をマットに向け、リラックスさせる。第3の目の中心（眉と眉の間）方向を見る。均等に8回呼吸する。ゆっくりポーズを解く。

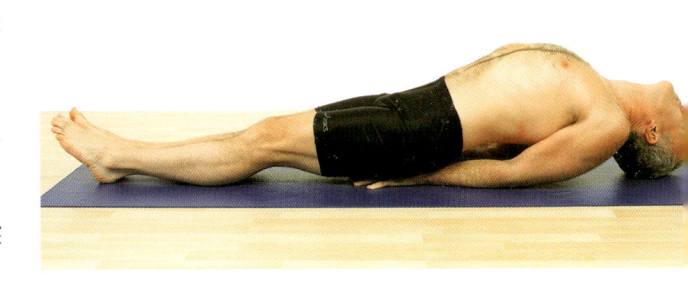

赤ちゃんの三角倒立
プラーナーマ・アーサナ
(*Pranamasana*)

1. ひざまずいて座り、両足の踵をそれぞれ左右の手で掴む。胸に向かって顎を引き、お臍のあたりを見ながら、ゆっくり、頭を内側に丸める。

2. 息を吐き、できるだけ膝に近いところに頭頂部を置く。

3. 両足の踵を引き、できるだけ高く股関節を持ち上げる；頭頂部に体重をかけ過ぎないように注意する。この姿勢で均等に8回呼吸する。息を吐きながら、ポーズを解く。

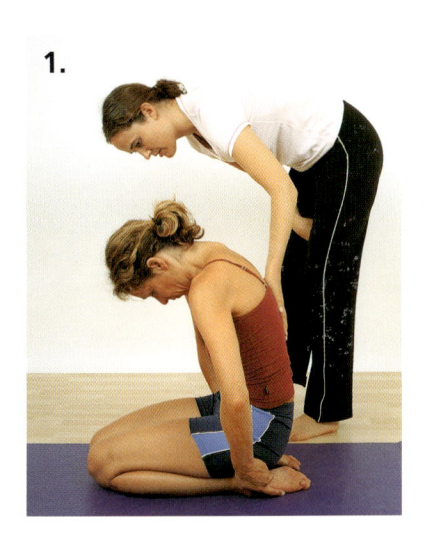

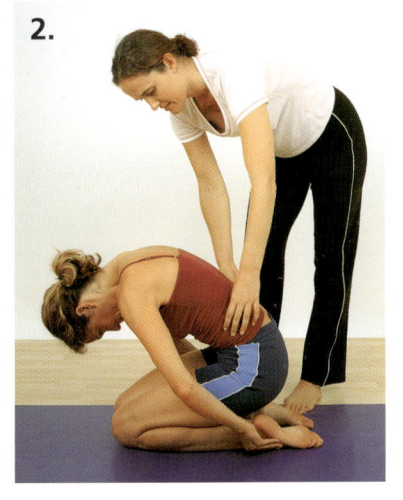

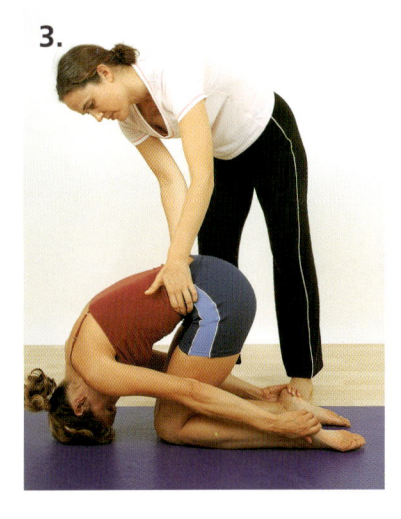

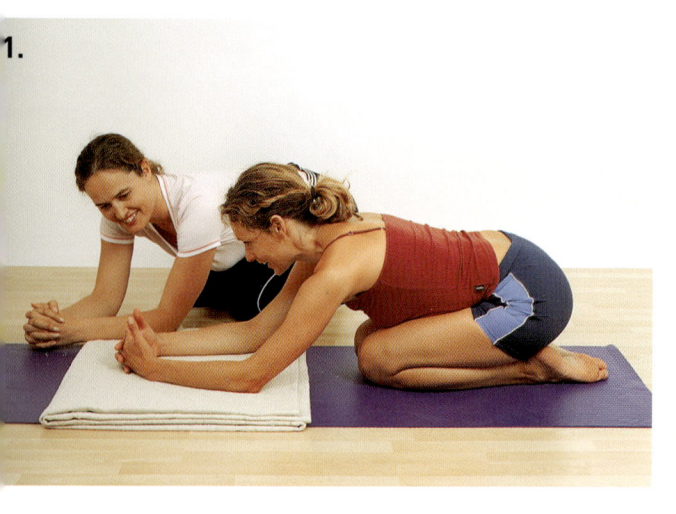

三角倒立
シールサ・アーサナ
(*Sirsasana*)

1. ひざまずいて、肩の下にそれぞれ、肘を置く。両手の指を組み、親指は左右共に上に向け、両手首をマットに置き、両腕で正三角形を作る。頭頂部を両手の間に置く。両脚を真っ直ぐ伸ばす。静かに呼吸する。

2. 両足を前に出し、股関節を持ち上げて、股関節と頭を平行に揃える。両腕の、肘から先に力を加え、体の重さを、ゆっくり、両腕と頭に分散させる。呼吸する。

3. 両膝を折り曲げ、胸に近づける。両足を同時にマットから離して持ち上げる。下の写真のように、この段階で、一人でできる自信がなければ、パートナーに補助してもらう。

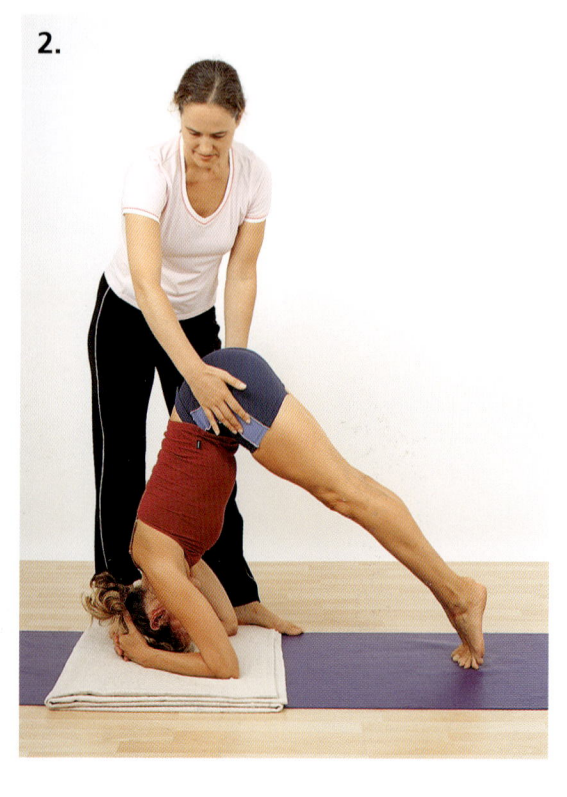

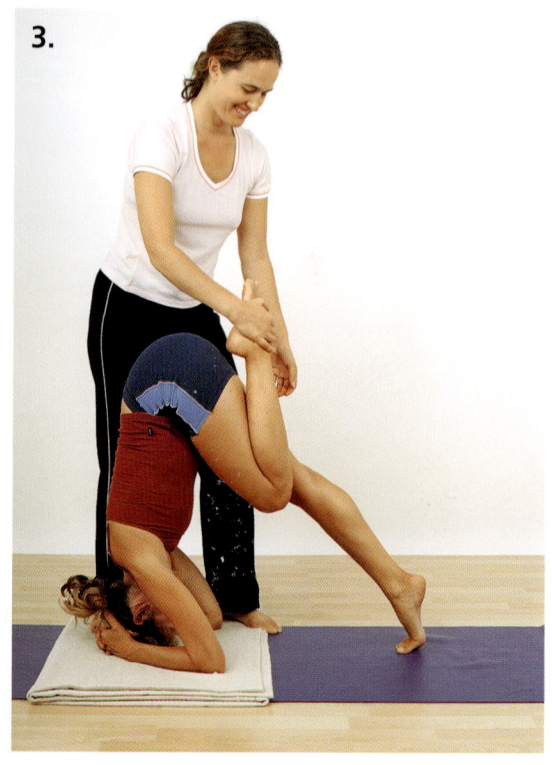

4. 息を吸う。次に息を吐き、ゆっくり、両脚を伸ばす。両腕の、肘から先をマットに押し付けたまま、静かに両肩を持ち上げ、尾骨を下に引く。

5. 体の重さは、体の左右に均等に、必ずバランスを取って、重さをかける。顔をリラックスさせ、重力が働けるようにする。静かに8回または8回以上呼吸する。その後、ゆっくり体を下ろす。

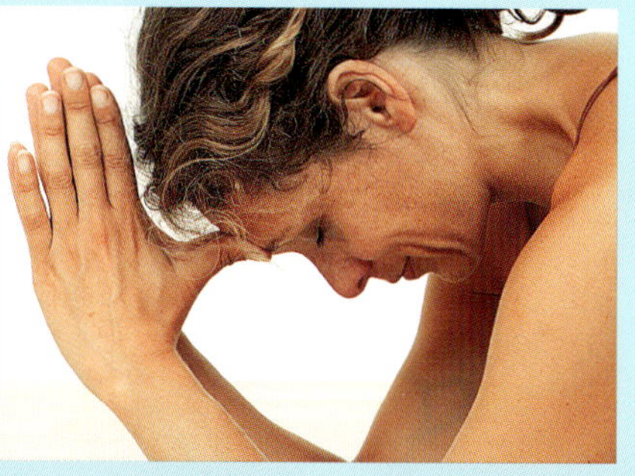

✷ **ヒント** 倒立のポーズを終えて、急に立ち上がることは厳禁です。急に立ち上がると、頭から血液がどっと流れて、めまいを起こします。倒立のポーズと倒立のポーズの間には、赤ちゃんのポーズ（106頁参照）を行うか、上の写真のように、両手を合わせて、祈りのポーズを行います。

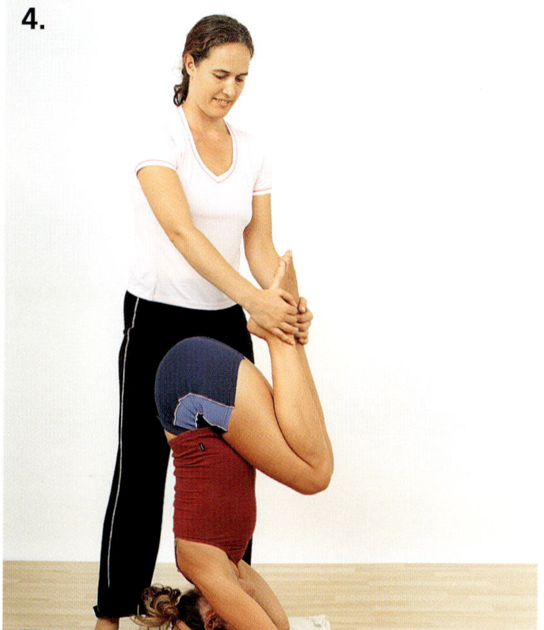

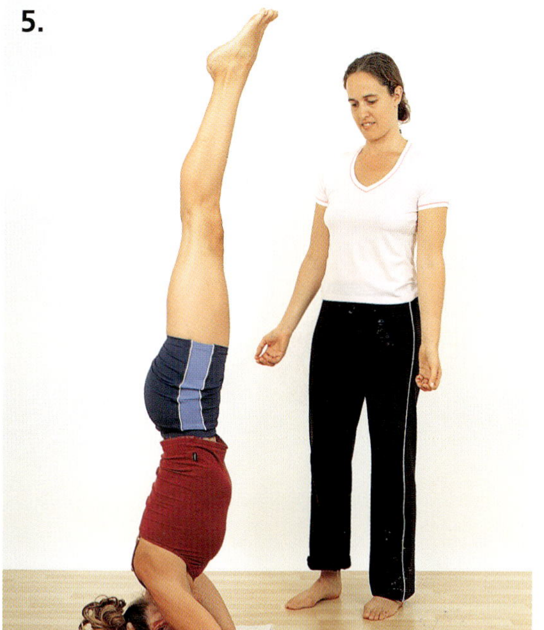

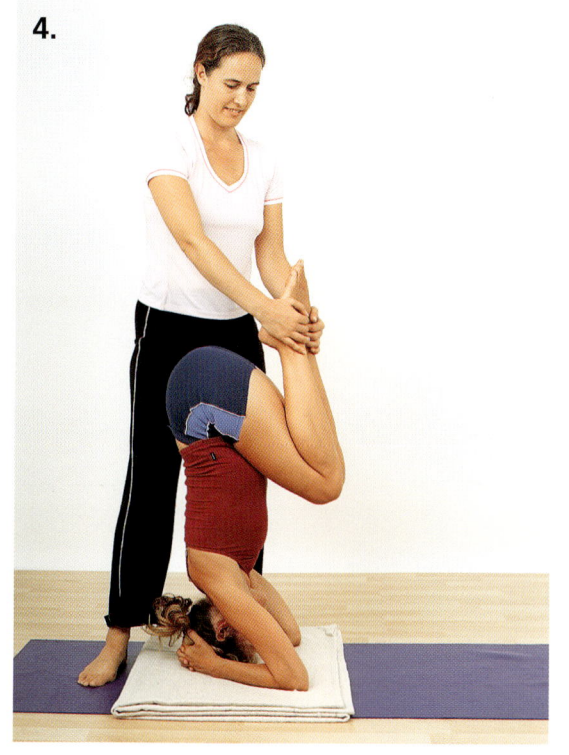

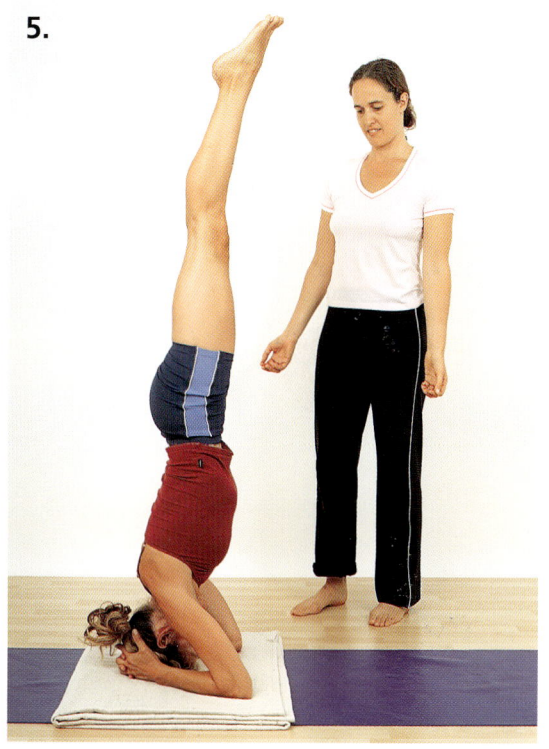

リラクゼーションのポーズ

　リラクゼーションは、ヨーガの実践では不可欠のパートです。特定のポーズこそ、リラクゼーションのポーズと考えられていますが、いずれも、アーサナのセッションの前後、あるいはセッションの最中に行うことができます。ヨーガの実践の前に、サヴァ・アーサナ（背中のリラクゼーション）、または、シャンカ・アーサナ（子供のポーズ）のどちらかでリラックスすると、次に行うセッションの準備をしながら、ストレスや一日の緊張を和らげて、神経系を落ち着かせることになります。アドヴァ・アーサナ（腹部のリラクゼーション）と共に行う、二つの同じヨーガのポーズは、疲れたら、セッション中のいつでも行えるものです。リラクゼーションのポーズの終わりには、深いリラクゼーションのために、必ず10分から15分、サヴァ・アーサナで、横になります。ヨーガ・ニドラ(nidra)あるいは「ヨーガの眠り」と言われる、ヨーガのリラクゼーションは、ヨーガのアーサナのセッションから得られるメリットを、充分吸収できるようにしてくれます。ヨーガ・ニドラは、ただ単に、ぼーっとくつろぐことではなく、心が清明で活発な状態の時に、意識的に物理的に心をほぐすこで、実際は、大変難しいものです。

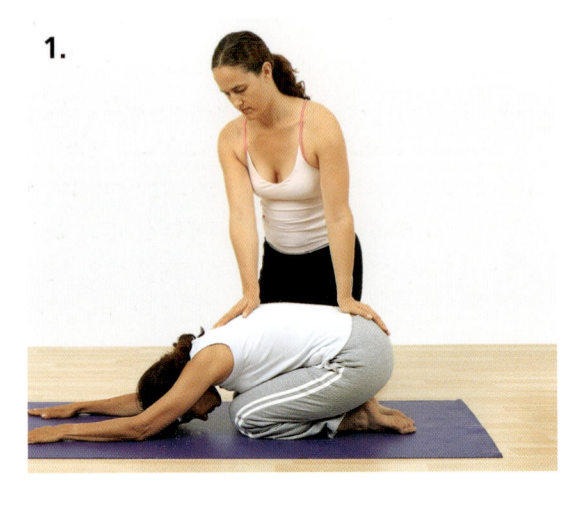

子供のポーズ
シャンカ・アーサナ
(*Shankhasana*)

　子供のポーズは、特に、背中の下部のこわばりを緩和するバック・ベンド：背中を反らすポーズ：の後や、体の中央部を調節する倒置のポーズの後に効果的ですが、いつでも、行って良いものです。

1. マットにひざまずいて座る。ゆっくり前屈し、マットに額を着ける。お尻と両足の踵はピタリと着けておく。

2. 両腕を後ろに伸ばし、両手はそれぞれ、体の両脇に置き、手の甲を両足に揃えて、マットに着ける。頭がマットに届かなければ、額の下にブロックを置き、ブロックに額を載せる。呼吸し、腹部をリラックスさせる。息を吸い、腹部が太腿に押し付けられていることを感じ取る。息を吐き、腹部を太腿から離す。2、3分、休む。

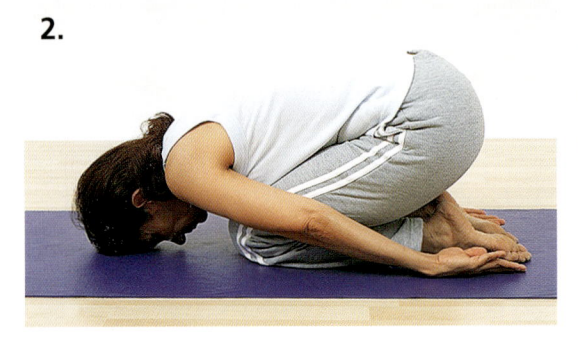

うつ伏せのリラクゼーション
アドヴァ・アーサナ（*Advasana*）

　うつ伏せで休むことは、特に、ダヌーラ・アーサナ（おじぎのポーズ）やサラバ・アーサナ（イナゴのポーズ）のような、うつ伏せで背中を反らすポーズを続ける際に、ポーズとポーズの間に行うと効果的です。

　うつ伏せになり、頭を片方に傾ける。両腕はそれぞれ、体の両脇に伸ばし、手の甲をマットに着け、手の平は上向きにする。規則正しく呼吸し、腹部をリラックスさせる。息を吸う時は、腹部がマットに押し付けられていることを感じ取り、息を吐く時は、腹部をマットから離す。2、3分休む。

あお向けのリラクゼーション
サヴァ・アーサナ（*Savasana*）

　筋肉は、ほんの少しの動きでさえ、緊張しますから、サヴァ・アーサナの最中に大切なことは、体を動かさないことです。

　頭と脊柱を真っ直ぐ伸ばして、あお向けになる。両足をほぼ骨盤と同じ幅に開き、マットに着ける。両腕はそれぞれ、体の両脇の数cm離れたところに置き、手の平を上にして、指をリラックスさせる。顎を少し引き、顔をリラックスさせる。両目を閉じ、眼角もリラックスさせて、自然のままにする。体に感じるこわばりや緊張をチェックする。そう感じる箇所があれば、その部分を、少しの間きつく締め上げるようにし、その後、リラックスさせる。体がリラックスした状態になったら、体を動かさないことに意識を集中させる。自然な呼吸を意識できるようになると、呼吸はリズミカルでリラックスしたものになる。心に落ち着きがなく、ざわざわすると、やがて呼吸にも影響するので注意する。10分間、休む。リラクゼーションの姿勢から戻るために、少しずつ深い呼吸を始める。そっと、本当に静かに、両手の指と両足のつま先を動かす。長く深い伸びをする。胸に向かって両膝を立て、胎児のように両膝を抱えて丸くなる。ゆっくり、その姿勢を解き、起き上がって、立つ。

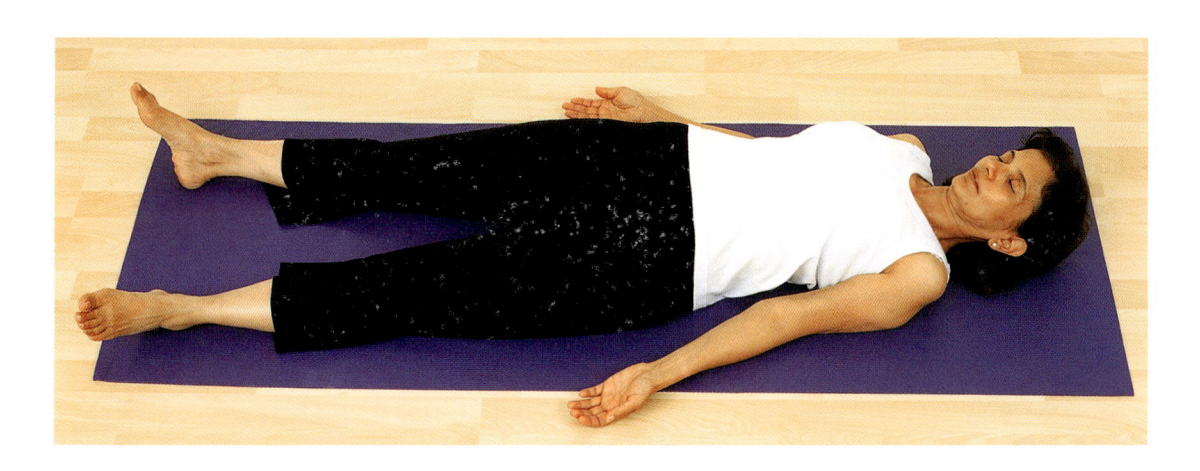

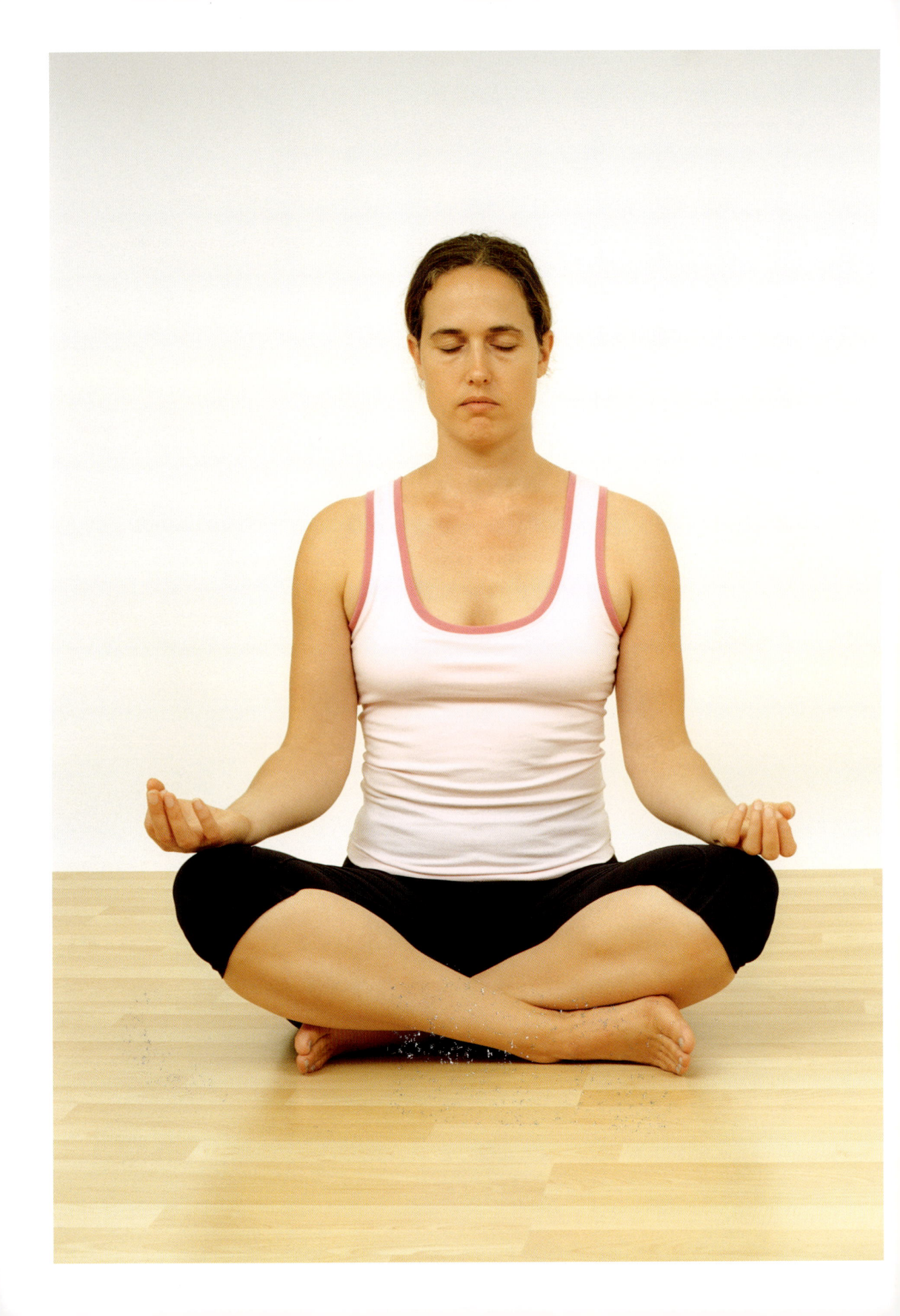

[第 7 章]

軽い疾患のためのアーサナ

　体脂肪の増加や関節のこわばり、高血圧から、骨粗鬆症や心臓疾患に至るまで、加齢の症状は様々ですが、避けられないものではありません。加齢に伴う問題は、安易な食生活や運動不足、強度のストレスなどによる可能性が高いことが、研究によって報告されています。食事を改善して、ヨーガを通して健康を維持することを当たり前の習慣にすると、体力は強化され、柔軟性も高くなり、活力が増大して、積極的な姿勢を生むようになります。ヨーガは、体の動きも、そのテクニックも、個々一人一人の状態や体力に合わせて調整できる、独特のものです。例えば、ヨーガの修練で物理的に要求されるポーズが、更年期の女性用の場合、本書では、人生の変化に対処してバランスが取れるように促す、回復のポーズに置き換えられています。ヨーガの修練は、「今のあるがまま」を私たちに教えてくれます。体と心に対する感覚が研ぎ澄まされるようになり、先入観や予測のようなものから解き放ってくれます。

目

眼精疲労の緩和と視力の改善

年齢の変化がもたらすものには、特に読書を困難にさせる視力の衰えもあります。眼は、ある距離の範囲を、近さと遠さの両方で見るように設計されています。しかし、多数の、眼の働きのなかには、コンピューターのスクリーンを見るように、ひとつの面に長時間、固定することも含まれています。眼は神経系の一部ですから、眼が疲れて来ると、内部応力が生まれます。

ヨーガは、正確な視覚を維持して神経系をリラックスさせるために、眼のケアが大切なことを認識しています。眼の専門家は、十分な休息とリラクゼーションが、眼にふさわしいケアとして、大変重要だとしています。ストレスや緊張は、視神経や眼筋、さらに、網膜に加わる圧力を堆積させます。また、そればかりか、眼に血液を送っている静脈に流れる血液の、流れを変える一因にもなります。

椅子に座って眼を閉じ、顔を陽の光にあてて10分間、温かな陽光で、閉じた眼を日光浴させると、緊張の緩和に役立ちます。陽光の温かさが、眼の血流を増やし、眼の神経細胞を活性化することになります。食事もまた、大切です。野菜、卵、牛乳、葉もの野菜や人参のようなビタミンAを含む食品を十分に摂取することです。

ヨーガの眼のエクササイズは、眼筋を強化し、眼の神経細胞を整え、眼精疲労を緩和します。ご紹介する3つのエクササイズを毎日行うと、視力の改善に結びつくことに気ずかされるはずです。

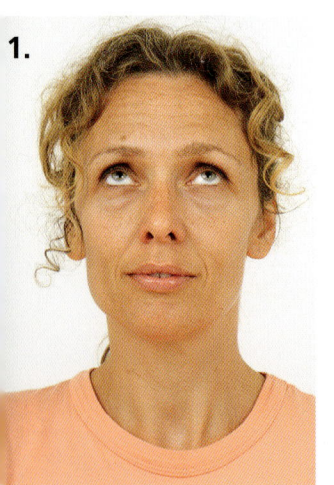

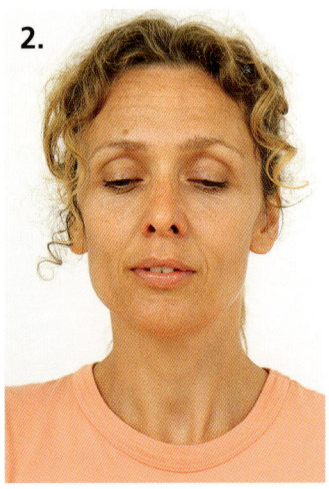

眼のエクササイズ
ネートラ・ヴィヤーヤーマム
(*Netra Vyayaamam*)
垂直の動作

1. 椅子あるいはマットの上に、楽な座位の姿勢で座る。両眼に意識を集中する。息を吸い、頭を動かさずに、眉の方向を見上げる。

2. 息を吐き、両眼を降ろし、下を見る。視界は静かに保ち、流れるように動作を行う。両眼の上下を10回から20回、繰り返す。両眼を閉じ、少し、休む。

水平の動作

1. 椅子あるいはマットの上に、楽な座位の姿勢で座る。両眼に意識を集中する。息を吐き、右端まで眼球をさっと素早く動かす。

2. 息を吸う。両眼を、左端まで水平に真横に動かす。両眼の左右の移動を10回から20回、繰り返す。両眼を閉じ、少し、休む。

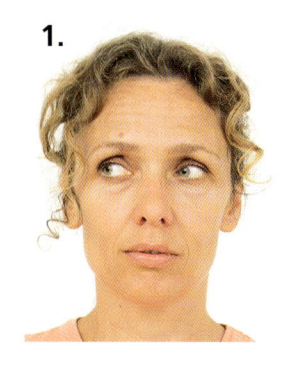

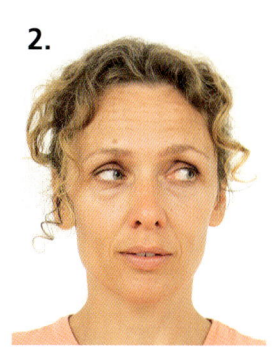

円運動

　楽な座位の姿勢で座る。両眼に意識を集中する。正面に大きな時計があると想像する。12時の部分を見上げることからスタートし、反時計回りに12から11まで、両眼を数字毎に移して一周させる。時計の秒針のように、ゆっくり、滑るように、数字の各点のすべてに触れるかのように、眼球を動かす。反時計回りの後は時計回りに動かし、4回から10回、繰り返す。

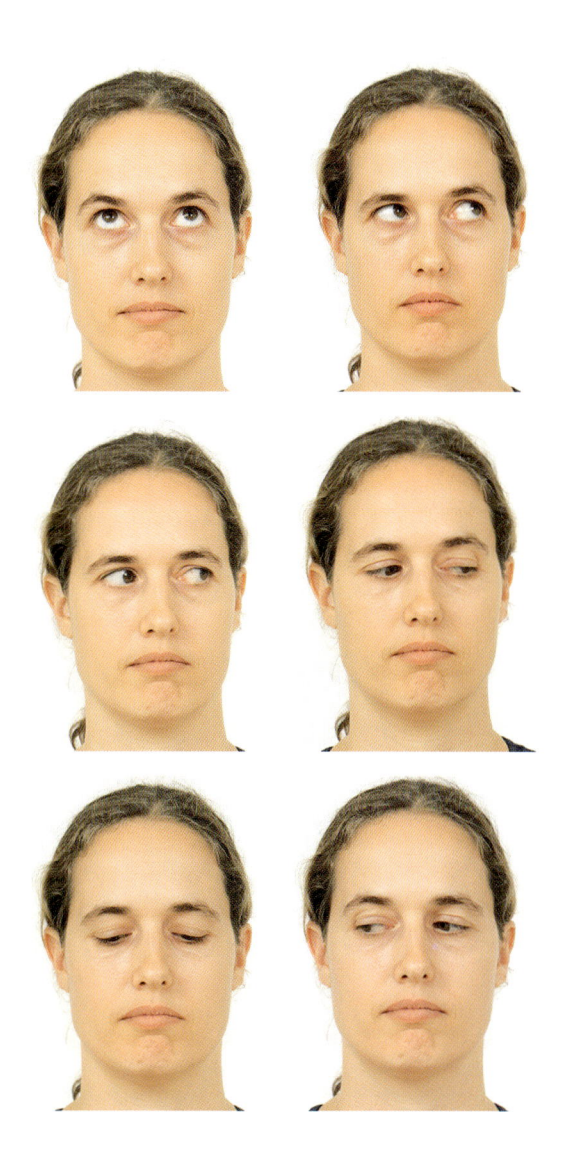

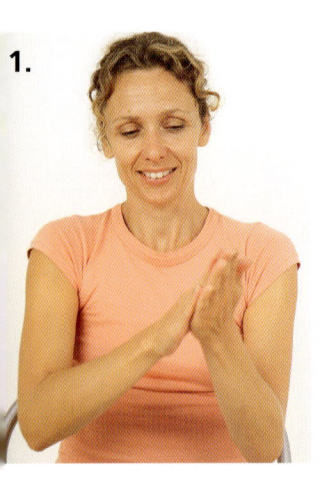

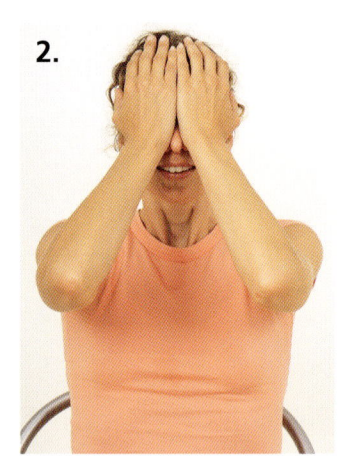

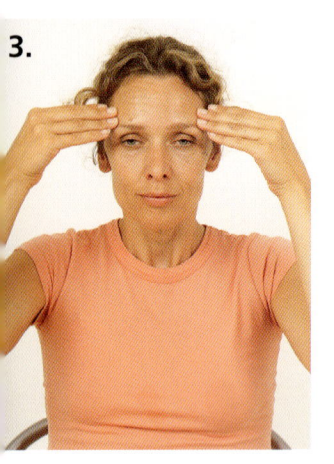

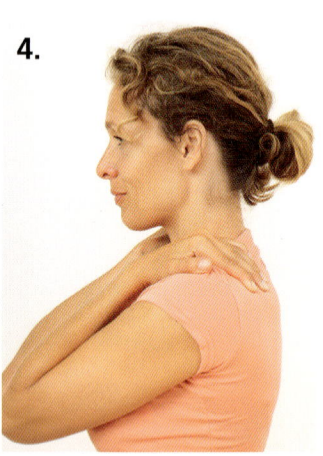

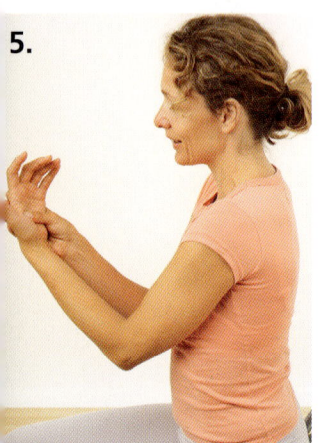

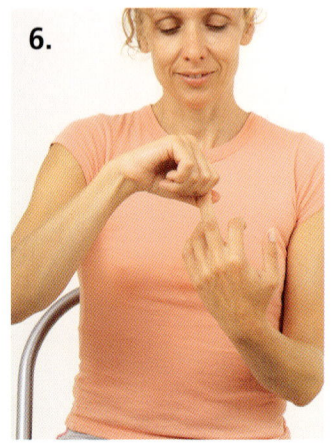

眼のエクササイズ後のマッサージ

1. 両手で祈りのポーズをする。両手の平を、温かいと感じるまで懸命にこすり合わせる。

2. 両手の平で、左右それぞれの眼を覆い、温かさと、手に覆われてできた闇とを感じ取る。

3. 指先で額と眉をこすり、眼の回りのこりをほぐす。

4. 次に、両手を首の後ろに伸ばし、首と肩のこわばっている箇所を静かに押す。左右それぞれ手と反対の肩を掴み、両腕を肩から手首までマッサージする。

5. 手の平を、反対の手の親指で優しく押し、円を描くようにマッサージする。

6. そっと、指先を一本一本引っ張り、手のこりをほぐし、関節をほぐす。

足

    足は、しばしば、体のなかで最も軽視され、誤まった使われ方をされています。きつい靴や、とんでもないデザインの靴に、何十年も足を押し込んでいると、やがて、足が大きなダメージを受けることは不思議ではありません。40歳以上の、ほぼ80パーセントの人が、足に何らかの問題を抱えていますが、問題を抱えている女性の割合は、男性の4倍にも上っています。

    足は、建築学的な不思議に満ちています。両足の26本の骨は、全体重を支え、体の衝撃を和らげ、その上、空中を進ませることができます。足の状態は、体の構造と配列の位置に影響を与えます。例えば、ハイヒールを履いていると、全体重が、足の先端の親指周辺にかかり、それを補うために背中を後ろに反らすことになり、骨盤や膝、あるいは背中に、夥しいほどのアンバランスを引き起こします。また、足首がしっかり支えられず、弱くなりますから、捻挫したり、転んだりし易くなります。

    ヨーガの素晴らしさは、裸足で行うことです。大地とのより大きな繋がりがもたらされ、大地と根ざしていることを実感するように促してくれます。足の多数の神経の先端は、体の各腺：皮膚・粘膜などの分泌腺など：や器官、様々な部分と対応しています。そのため、足のマッサージは、自然のバランスを回復させながら、体の全ての機能をリラックスさせて正常に戻してくれることになります。また、足には、体の他のどの部分よりも多くの汗腺がありますから、足が、循環する空気に触れて呼吸できることは、素晴らしいことなのです。

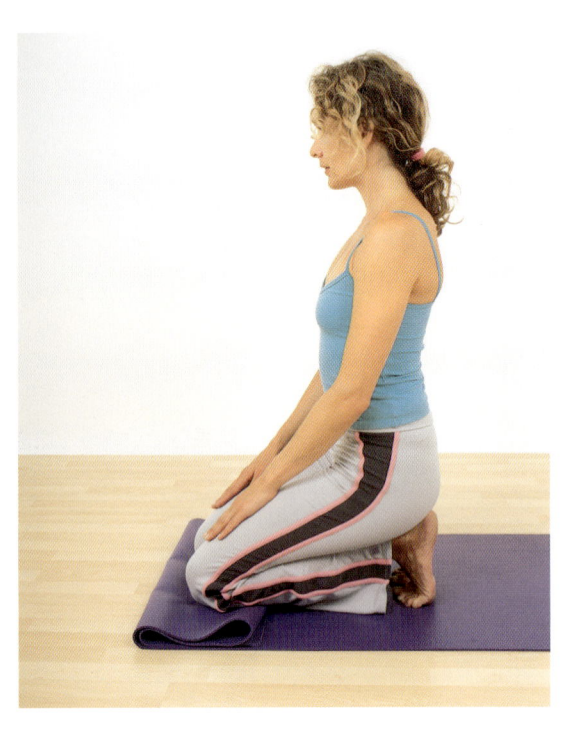

足のエクササイズ

　ご紹介するヨーガのエクササイズは、足のストレッチとつま先の柔軟性の維持に役立ちます。

座位でつま先を強化する

　マットの上にひざまずく。両膝を股関節の幅に開き、両足のつま先をマットに着け、つま先を立てて、膝立ちする。踵の上にお尻を載せて深く座る。20秒間、その姿勢を保持し、その後、ポーズを解く。

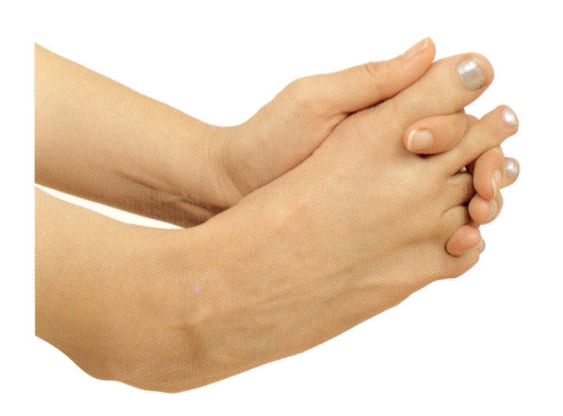

つま先のストレッチ

　椅子またはマットに、楽な姿勢で座る。右脚を折り曲げ、右足の踵を、左脚の太腿の膝に近いところに置く。右膝は横向きにして、リラックスさせる。右足の指の間に、それぞれ、左手の指を挿しこみ、足の指の間にスペースを作る。数分間、それを保つ。反対の足で繰り返す。

関節炎の諸症状の緩和

　昔から言われていることとは正反対ですが、現在では、関節痛に苦しむ人には、積極的に動くことが必要だと、認識されるようになりました。動かないでいると、筋肉が萎縮して、動くことが次第に難しくなります。それが、横着、ふさぎこむ、無気力、といった、気持ちがどんどん落ち込む、マイナスのスパイラルの引き金になります。

ヨーガのメリット

　ヨーガが関節炎の諸症状を緩和することが、明らかにされています。また、疼痛処理の療法に、ますます多く利用されるようになりました。ヨーガの動作は、関節の可動性を高め、体を支える筋肉の力の強化を促すものですから、関節の復元性を高めます。エクササイズをしないと、骨が脆くなり、関節の痛みに苦しむ人が転倒して怪我をする危険が大変高く、関節痛が改善されることはありません。ヨーガのアーサナは、骨を強化して、敏捷性やバランスを回復させます。また、呼吸と瞑想の実践は、神経系を落ち着かせることを助けて、痛みに上手に対処することに役立ちます。

　とは言え、エクササイズのプログラムを始める時は、痛みを大切にすることが不可欠です。痛んだ箇所を伸ばすことは良いことですが、エクササイズ中に激しい痛みを感じるようなら、必ず、エクササイズを中断して休みます。靭帯の損傷や肉離れを起こす可能性がありますから、飛び跳ねることは厳禁です。関節の自然な動きに従って、できるだけ無理なく、流れるように動作を行うことを心がけます。関節痛に苦しむ人には、おそらく動作の範囲も限られていますが、関節の可動性を維持するために、気持ち良く動かせる範囲で、それぞれの関節を動かすことが重要です。

　安定した規則正しい呼吸は、可能な限りの多くの酸素を関節に送ってくれますから、最も良い状態で関節を動かす助けになります。息をこらえることも厳禁です：意識を集中すると息をこらえてしまいがちですが、それこそ、筋肉を緊張させ、縮める原因になり、怪我をすることになりかねないことです。ヨーガの実践の前に、温めた部屋で体を動かしたり、お風呂に浸かったり、シャワーを浴びたりすることは、筋肉や関節を動かす準備になります。

実践方法

　次にご案内する35分間プログラムには、関節痛に悩まれる方々には、穏やかで、しかも回復力のある、簡単なウォームアップのエクササイズが含まれています。関節の痛みやこわばりが極めて少ない時は、このエクササイズを定期的に行うことをお勧めします。関節リューマチの患者の方は、午前中は関節が硬くなりがちですから、午後のセッションをお薦めします：変形関節症の患者の方は、朝が最も関節のこわばりがなく、時間が経つに連れて、関節がこわばる傾向がありますから、午前中のセッションがベターです。スタートしてからの最難関のハードルのひとつは、特に、痛みを感じる時です。ゆっくり始めて、必要があれば、ポーズとポーズの間で休憩を取ります。

注意

　ヨーガは、逆症療法その他の内科的治療に代わるものではありません；むしろ、病気の諸症状の緩和を助ける相補的な処置です。本書でご案内する日課を、担当医やセラピストの方にお見せして、ご自分にふさわしいエクササイズの型や量を決めることを、お薦めします。

関節痛を助ける食べ物

近年の発見によると、ナス科の食品 ― じゃがいも、トマト、ナス、胡椒、および、喫煙が、関節の痛みやこわばりと関係しています；上記の食品を食事から省くことが、多数の関節痛の患者さんの助けになっています。肉や小麦も、その要因であることが発見されました。活性酸素の、破壊的な影響に対抗しているのは骨の軟骨ですが、ビタミンA、C、Eは、軟骨を保護する強力な抗酸化物質ですから、ビタミンA、C、Eを多く含む食品を食事に取り入れることを、お薦めします。

関節痛を助けるアーサナ

ご紹介するエクササイズの多くは、硬い椅子に座って行うことができます。

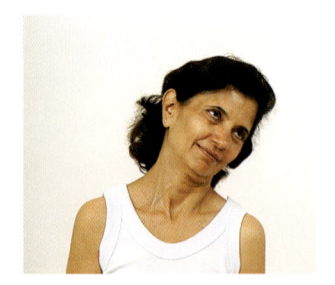

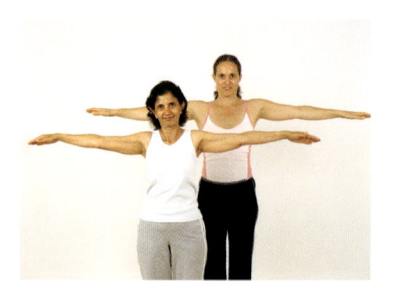

頭を回す(p.49)　　肩を回す(p.50)　　肘を曲げる(p.51)

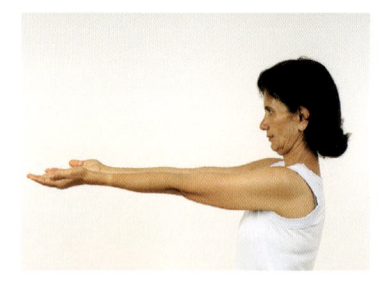

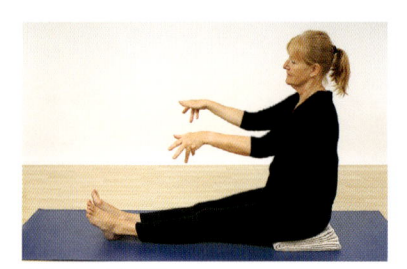

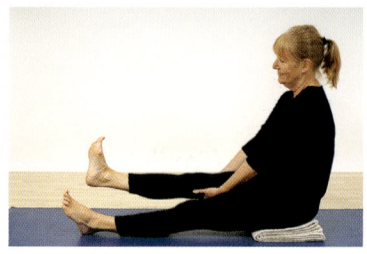

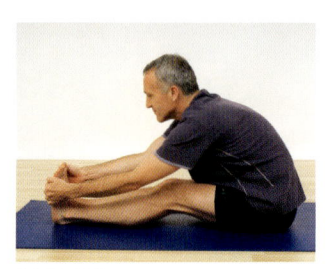

手首を回す(p.51)　　足首を回す(p.51)　　前屈(p.81)

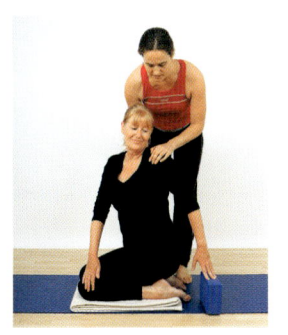

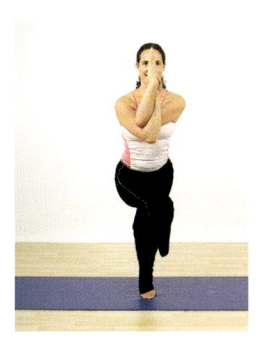

優しい横ひねり(p.86)　鷲のポーズ(p.53)　椅子を使う木のポーズ(p.32)　ブロックを使う三角のポーズ(p.34)

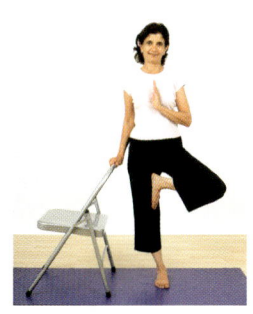

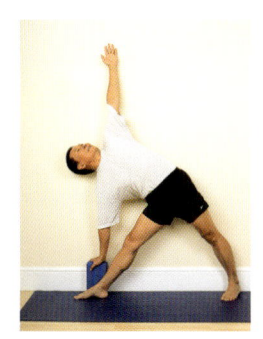

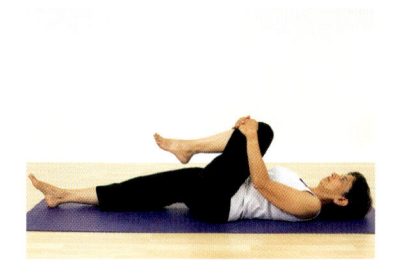

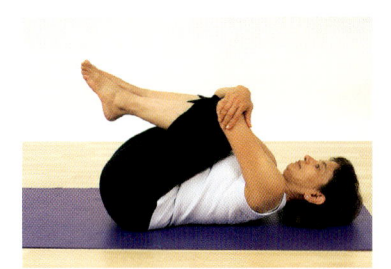

片足を胸に着ける(p.76)　両膝を胸に着ける(p.76)　靴職人の座のポーズ(p.84)

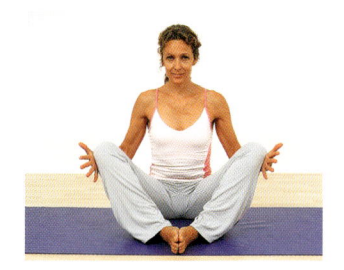

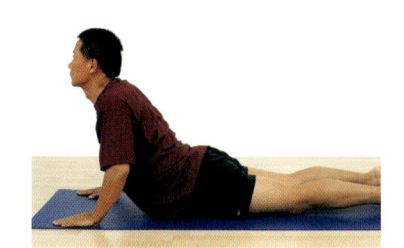

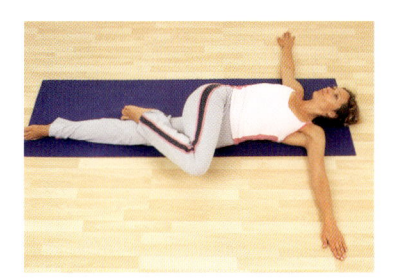

コブラのポーズ(p.90)　あお向けで行う体側のストレッチ(p.78)　椅子を使う下を向く犬のポーズ(p.32)

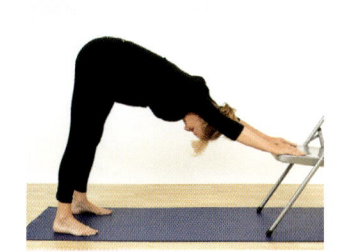

軽い疾患のためのアーサナ

床に腰を降ろすことと立ち上がること

椅子に座る生活が長くなると、床に腰を降ろすことも次第に難しくなりますが、多くのヨーガのポーズが、マットに腰を降ろすことを必要としています。マットから立ち上がる動作とマットに腰を降ろす動作は、関節を健やかに、体を柔軟に保つことに役立ちます。ヨーガを始めたばかりの初心者や、関節痛の方は、怪我を避けるために、ゆっくり、安全に行うことが肝要です。

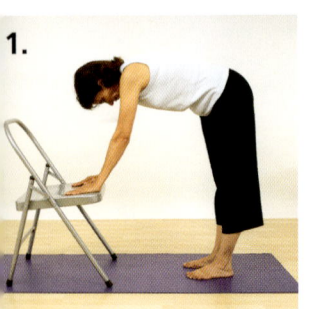

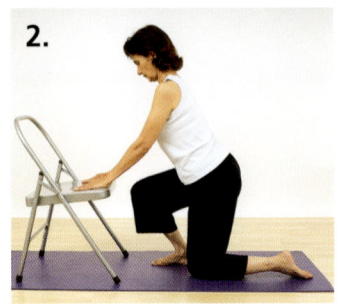

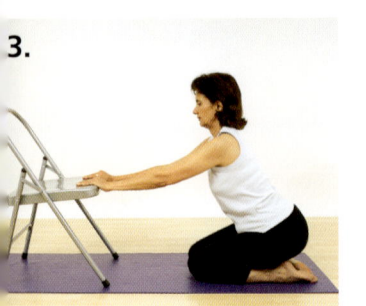

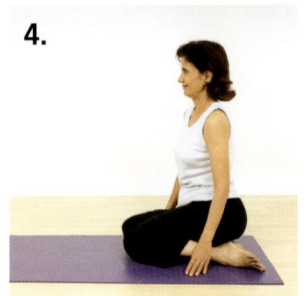

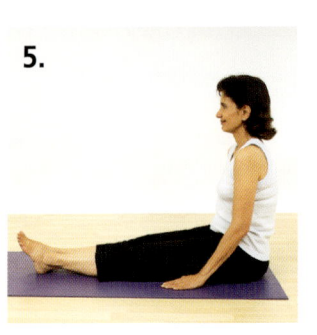

椅子を使ってマットに腰を降ろす

1. 椅子を、滑らないようにヨーガのマットの上に置き、座部を自分と向かい合わせにする。椅子の正面、椅子から約2フィート（60cm）離れた所に立つ。前屈して、両手を座部の前部に置く。

2. ステップして右足を前に出す。両腕で体重を支え、ゆっくり左膝を折り曲げ、マットに着ける。

3. 右膝を折り曲げて左膝と平行に揃え、ひざまずく姿勢になる。椅子から両手を離す。

4. お尻を持ち上げ、片足にお尻を載せる。両手をそれぞれマットに置き、支えの補助にする。

5. 両脚をお尻から離して向き変え、両足を揃えて、体の正面に両脚を真っ直ぐ伸ばす。椅子を支えにしてマットから立ち上がるために、動作の順を逆にして、繰り返す。

横たわるポーズから起き上がる

サヴァ・アーサナで横たわることが、ヨーガのセッションの最終ポーズです。

1. 両膝を折り曲げて胸に近づけ、体の右側を下にして体を丸める。胎児の姿で、ほんの少し休む。

2. 左手を、胸の正面に置く。左手に力を入れて、上体を、ゆっくり、左側から持ち上げる。

3. 両腕と両膝を立てて、バランスを取る。

4. 左膝を折り曲げ、左足の裏を両手の近くに置く。

5. ゆっくり、体重を、両手と左足に移す。右足を踏み出し、左足に揃える。身をかがめた姿勢から、体重を両足に移す。ゆっくり、体を起こして、立位の姿勢になる。

6. 数分間、タンダ・アーサナの姿勢で立ち、体の中心を意識して探す。

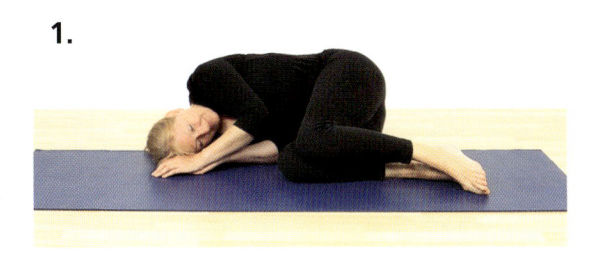

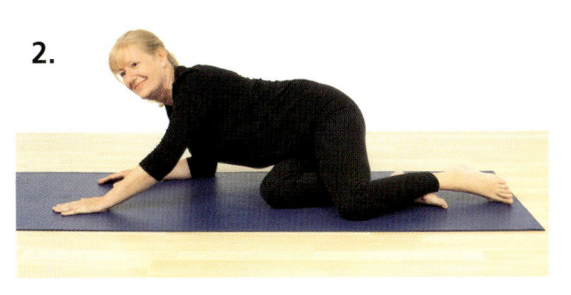

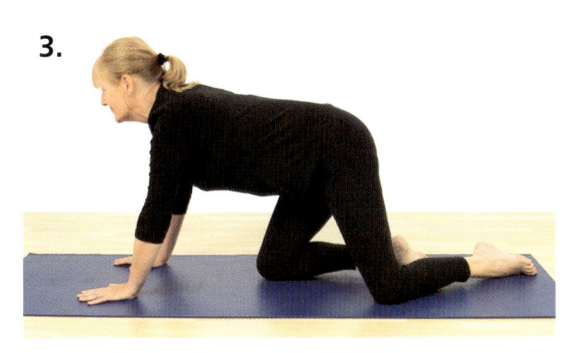

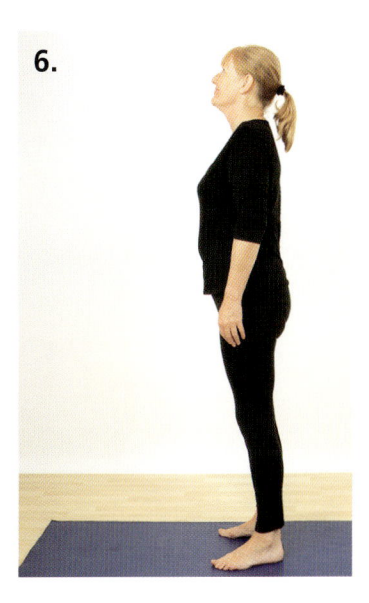

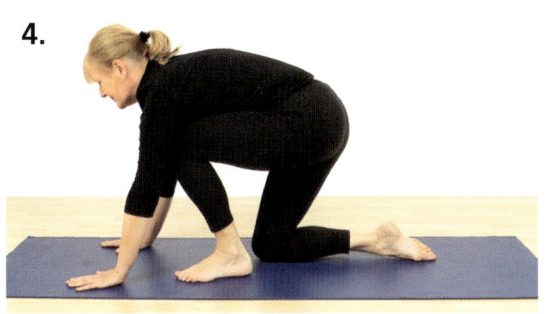

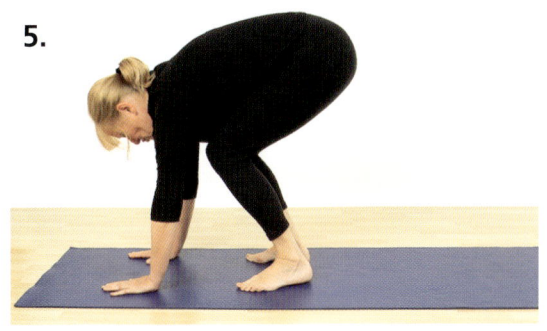

軽い疾患のためのアーサナ 119

心臓疾患の諸症状を助ける

　ヨーガは、物理的な身体に作用するだけでなく、体内深部の身体エネルギーにも作用する、驚異的な技法です。アメリカで1990年に、ディーン・オーニッシュという医師が、ライフスタイルを変えることが心臓病に役立つことを示す、画期的な研究を初めて発表しました。そこには、健康的なヨーガの食事とヨーガのエクササイズ、瞑想と前向きな考え方が含まれています。彼は、慢性的な心臓疾患を患う患者グループを、あるプログラムに従って1年間治療し、それには、1日1時間のヨーガと、深いリラクゼーション、瞑想、菜食料理を組みこみました。毎日のヨーガの実践で、患者たちの心臓疾患は、薬を使うことなく、回復に向かい、バイパス手術を避けることができたのです。

（＊ディーン・オーニッシュ：低脂肪の食事療法による心臓病治療やダイエットの提唱者として著名な米国人：スペースアルクより訳者注）

要因になるもの

　年齢が進むに連れて、様々な変化が体に起こります。それが、心臓病の要因とも言えるかもしれません。特に悪玉コレステロール（低密度リポプロテインあるいはLDL）が増加します；あまりにコレステロールが増えすぎると、動脈の詰まりや高血圧を引き起こしますが、それがまた、心臓疾患の大きな要因です。太り過ぎると、体中に血液を送るための体の仕事量は、大変大きなものになりますから、太り過ぎも、危険な状態に置かれることです。

　しかし、エクササイズには、悪玉コレステロールの値を下げ、善玉コレステロールを増やすという、素晴らしいニュースが報告されています。野菜や果物、穀類を豊富に含んだ健康的な食事は、心臓疾患の予防に必須のものです。飽和脂肪をほとんど摂取しないことも、過度の体重増加を予防することに役立ちます。

ストレスのヒーリング

　ストレスもまた、心臓疾患の大きな要因です。ヨーガの実践中に行う深いリラクゼーションは、体のホメオスタシスあるいはバランスを促してくれます。それが、ストレスの解消を助けてくれます。呼吸のエクササイズを行うと、心臓は、息を吸う時に速く動き、息を吐く時にゆっくりになりますから、長く息を吐くことで、心臓の動きをゆるやかにして、血圧を下げることに役立つことになります。呼吸がリズミカルでない時、心臓は、ストレス過多の状態に置かれます。

心臓の浄化

　ヨーガの哲学によると、心臓のもうひとつの重要な要因は、全身を横断するネットワークを形成しているナーディあるいはエネルギー経路（17頁参照）の、繊細な身体エネルギーと関係するものです。心臓の中央部では、左右の経路が特にしっかりと中心経路と絡み合っています。内部の経路、特に左右の経路のエネルギーの流れは、人の考え方と大変深く関係しています。極端な否定的な気持ちを持っていると、左右の経路は中心経路を膨らませ、詰まらせて、生命エネルギーの自由な流れを塞いでしまいます。それが原因で、心臓は飢餓状態になります。ヨーガは、幼い子供の、自由で無邪気な、オープンな心で、世のなかを経験するように、否定的な感情を浄化して、心を新に目覚めさせることを目標にしています。

心臓疾患に役立つアーサナ

ご紹介するアーサナは、心臓疾患の諸症状の緩和に役立つことがあります。

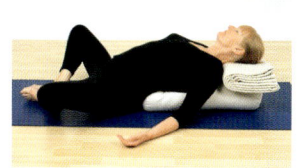

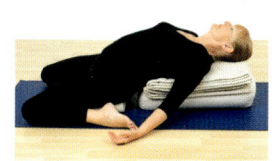

長枕を使う靴職人のポーズ(p.28)　長枕を使う英雄のポーズ(p.29)

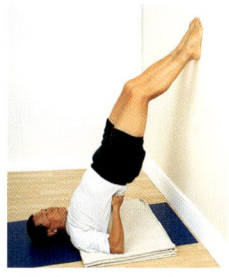

壁を使う肩立ちのポーズ(p.101)　頭を回す(p.49)　頭の向きを変える(p.48)　椅子を使う下を向く犬のポーズ(p.32)

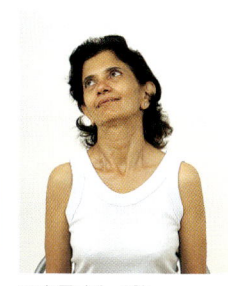

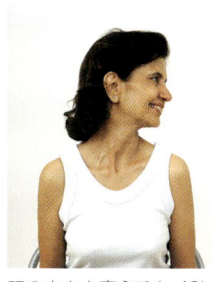

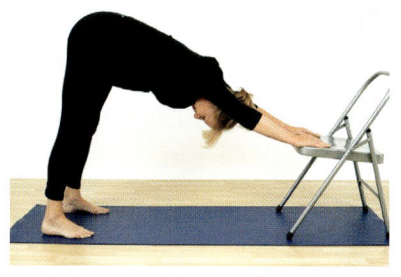

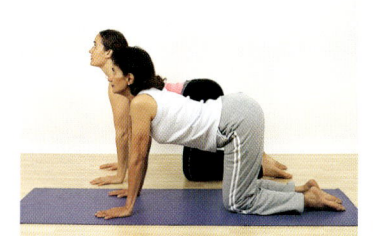

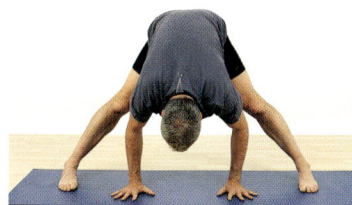

猫のポーズ(p.52)　開脚のポーズ(p.68)　半月のポーズ(p.43)

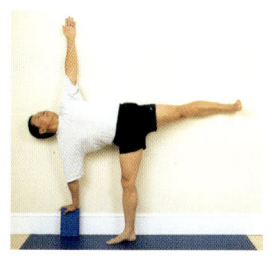

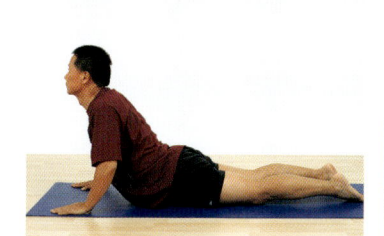

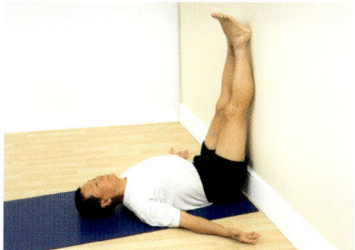

コブラのポーズ(p.90)　両脚を壁に持ち上げる(p.42)　椅子を使う鋤のポーズ(p.33)

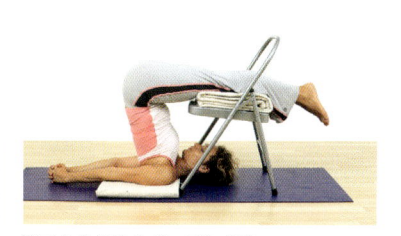

✹ **注意**　心臓疾患を患（わずら）っている場合、肩の高さより上に腕を上げないことが重要です。

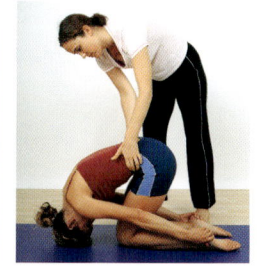

赤ちゃんの三角倒立(p.103)

更年期の体のバランスを
再構築すること

　更年期は、人生の自然なサイクルの一部で、女性の人生を新しい段階に案内します。月経周期が停止する閉経期は、ホルモン産生の変換によってもたらされます。閉経期、あるいは、ホルモン産生の変動が、45歳から55歳の、更年期の数年前に始まります。ホルモンの不安定が、体のほてり、寝汗、不眠症、いらいら感、気分の落ち込み、気分のむら、のような様々な症状を引き起こします。そうした不快な副作用が、更年期を、年齢に伴う病気だとする一般的な誤認を作り上げました。その誤認が、医学界に、諸々の副作用の緩和に役立つ一連の投薬治療を生み出すように促したのです。

ホルモン補充療法

　45歳以上の女性に適用される主な投薬治療は、HRT、ホルモン補充療法です。閉経後は、卵巣のエストロゲン生成とプロゲステロン：女性ホルモンのひとつ：の生成が少なくなります。エストロゲンとプロゲステロンは、骨を健やかに、体を生き生きと保持するために必要なものです。老化したホルモンを、尿由来の補充ホルモンで維持することが、更年期の諸症状を取り除き、実際に加齢のプロセスをゆるやかなものにすると、科学者たちは信じて来ました。しかし、最近の研究で、HRTが永遠の若さを保つ奇跡の答えではないかもしれない、ということが明らかになってきました。HRTは、癌の危険性、特に乳癌と子宮内膜癌の危険性を高め、血栓を誘発することが証明されています。エストロゲンの姉妹ホルモンの、プロゲステロンの数値を上げることは、癌のリスクの軽減に役立ちますが、心臓疾患、心臓発作、心血管障害などの危険性を高めることが発見されています。

更年期とライフスタイル

　女性は誰でも、それぞれ異なる更年期を経験します。より自然なライフスタイルに従う様々な文化では、更年期の症状が特にないことに注目すると、興味深いことと思います。補充ホルモンによる多くの副作用から、医師たちは、現在、女性に、健康的なライフスタイルを追求するように勧めています。そこには、果物や野菜の多い食事、骨や心臓を強くするエクササイズが含まれています。多数の天然植物の栄養補助食品、アマニ油、月見草油、ビタミンB6、ビタミンE、ビタミンCなどは、更年期の諸症状を予防することが、明らかにされています。大豆は天然植物のなかでもエストロゲン形成に優れていますから、大豆の摂取は、特に良いとされています。

　月経周期は、内分泌系、特に、卵巣にエストロゲンとプロゲステロン生成を促す、脳の下垂体によって支配されています。卵巣のエストロゲン生成が減少する更年期以後は、健康な骨を維持するために、副腎が支配し、エストロンと呼ばれるエストロゲンの形を作り出します。ヨーガの実践は、内分泌腺を活性化して、内分泌腺が正常に働き続けるように考案

されています。そのため、人生の過渡期を円滑にし、諸症状から解放されることに役立つのです。変化を自然に受け入れられることができればできるほど、人生の過渡期は楽になります。多くの女性が、更年期以後が新たな活力とエネルギーに溢れた自由な時だと、気づくようになりました。

ご紹介するヨーガのエクササイズは、更年期に関連する独特の不快な症状の緩和にお薦めします。ヨーガは、幼い子供の、自由で無邪気な、オープンな心で世のなかを経験するように、否定的な感情を浄化して、心を新（あらた）に目覚めさせることを目標にしています。

回復のポーズ

回復のポーズは、体に滋養を与え、バランスの回復を助けますから、更年期には、特にお薦めです。回復のポーズは、椅子、壁、ブロック、毛布、紐、長枕などの様々な支えに、支えられて行うポーズで、そのポーズを2、3分、保持します。支えになるものが、ポーズの間、体を支え、リラックスさせて、さらに深くポーズを行えるように促してくれます。ポーズが心地良い、と、感じられることが大切です。また、人の体つきは個々それぞれ特有ですから、自分にピッタリの支えの高さと、支えの位置を探すために、前もって調べることも必要です。

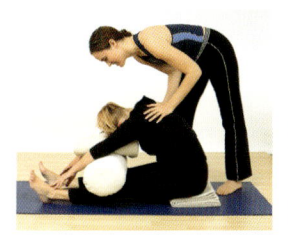

ほてりと寝汗について

ほてりは、体温の上昇が原因で、顔、首、腕を赤らめる、更年期に最も共通する症状のひとつです。支えを利用して行う前屈は、神経系を冷やして落ち着かせることを助けますから、特にお薦めします。スプタ・バッダ・コーナ・アーサナとスプタ・ヴィーラ・アーサナのような、寄りかかって行うポーズは、胸を広げることに役立ちます。胸を広げることが、呼吸を改善し、骨盤を緊張から解放することにもなるのです。体に熱を生むので、香辛料の入った料理やコーヒー、アルコール、温かい飲み物は避けます。

不安と不眠を助けるために

ホルモンの生成異常のために、更年期の間は、神経過敏になっていることを実感することが多く、不安や不眠にも悩まされます。ご紹介するポーズは、神経系を落ち着かせ、調和の回復を助けます。

長枕を使う前屈のポーズ(p.30)　長枕を使う頭を膝につけるポーズ(p.30)

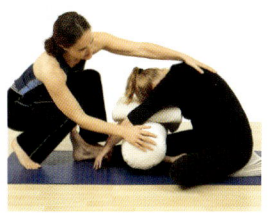

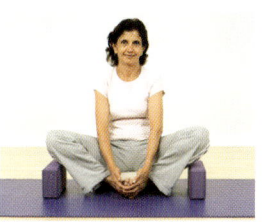

ブロックを使う靴職人のポーズ(p.35)　長枕を使う英雄のポーズ(p.29)

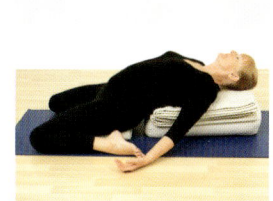

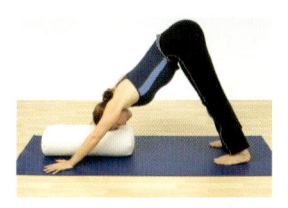

長枕を使う下を向く犬のポーズ(p.29)　椅子を使う鋤のポーズ(p.33)

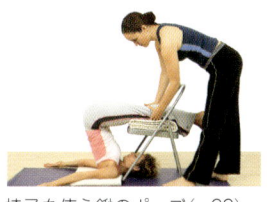

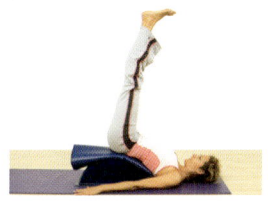

バックアーチを使う半肩立ちのポーズ(p.45)　完全なヨーガの呼吸(p.22)

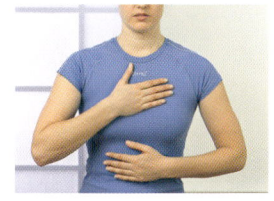

軽い疾患のためのアーサナ　123

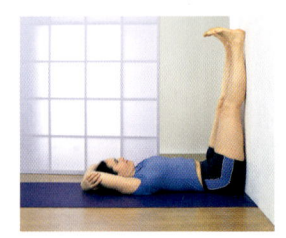

両脚を壁に持ち上げる(p.42)

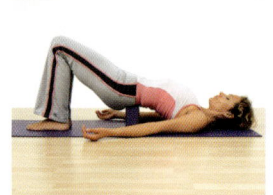

ブロックを使う橋のポーズ(p.35)

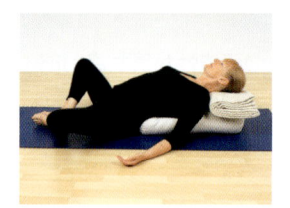

長枕を使う靴職人のポーズ(p.28)

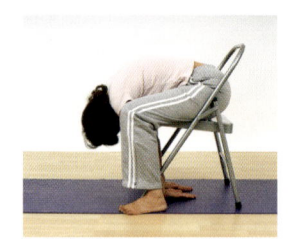

椅子を使う前屈のポーズ(p.31)

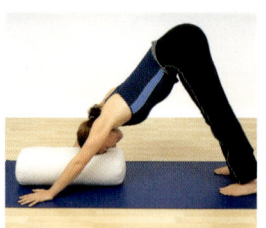

長枕を使う下を向く犬のポーズ(p.29)

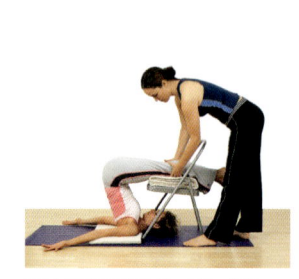

椅子を使う鋤のポーズ(p.33)

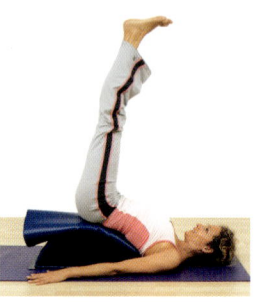

バックアーチを使う半肩立ちのポーズ(p.45)または毛布を使う肩立ちのポーズ(p.36)

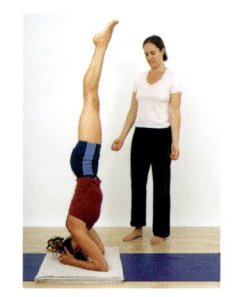

三角倒立(p.104)

倦怠感の緩和

　更年期の内的変化は、しばしば、全身倦怠という結果を招きます。ご紹介するアーサナは、倦怠感の克服に優れています。

　両脚を壁に持ち上げる、ヴィパリータ・カラニは、優柔不断に嫌気がさして、その不快感に苦しんでいる方に、安定感を実感できるように促してくれます。このポーズは、ヨーガのポーズのなかでも最もヒーリング力のあるもののひとつで、心拍数を軽減して、深いリラクゼーションを促進させてくれます。軽い高血圧にも有効です。

　支えを使う、穏やかな、後ろに反るポーズは、副腎を活性化し、気分の高揚に役立ちます。ヴァイタリティを高めるために、ご紹介のエクササイズにトライすることをお薦めします。

ぼんやりした頭

　更年期には、往々にして心が曇り、ぼんやりして、決断力もなくなります。生理期間中の倒立はお勧めしませんが、心の働きを向上させる助けとして、脳に酸素と栄養を送るために、深い呼吸に合わせて行う倒立を、特にお勧めします。

ホルモンバランスに適切なハーブ

以下のハーブは、プロゲステロン/エストロゲン値のバランスに役立ちます：アルファルファ、中国人参、甘草、ラズベリィーの葉、フェンネル。

骨粗鬆症

　閉経期以後の副産物の可能性として、最も多い慢性病のひとつが、骨粗鬆症です。プロゲステロンとエストロゲンの値が減少することによって、骨が脆くなっている、あるいは、骨密度の減少が、骨粗鬆症の特徴です。アメリカでは、1,000万人が骨粗鬆症に苦しみ、そのうちの80％が閉経期以後の女性です。骨粗鬆症は、骨が破壊に至るまで、痛みもなく進行します。その疑いの可能性が最も高い部位は、骨盤、脊椎、手首です。骨盤骨折は、ほぼ必ず、入院と大手術が必要になります。脊椎骨折は、身長を低くし、激しい背中の痛みや脊柱変形などをもたらします。

　だからと言って、骨粗鬆症は、更年期の必然的な結果ではないのです。骨粗鬆症の予防として、健全な食事と適度なエクササイズに配慮することをお勧めします。健康的でバランスの取れた食事は、栄養に豊んでいます。骨粗鬆症に苦しむ方々には、日常の食品、特にヨーグルトやチーズからカルシウムを摂取すること、それも、ケールの若葉やブロッコリーと一緒に摂取することをお勧めします。ビタミンDは、カルシウムの吸収を高める、もうひとつの必須栄養素です。ビタミンDは、1日15分、椅子に座って日光浴することで、最も良く体内に吸収されます。魚油も、ビタミンDの素晴らしい供給源です。禁酒も禁煙も、骨が脆くなる可能性を減少させますから、どちらもお勧めします。また、塩分は、骨からカルシウムを吸い取るものですから、最も良いことは、塩分も避けることです。

　エクササイズ、とりわけ、体重をかけて行うエクササイズが、骨粗鬆症の予防には大切です。手足のどこかに体重がかかると、体重のかかった骨に、密度を高めて強くなるように、筋肉がメッセージを送ります。定期的なエクササイズで得られるもうひとつのメリットは、筋肉が少しずつ着いて、転倒しても、ショックを吸収するクッションの役割を筋肉が果たして、骨の損傷を防いでくれるようになることです。

　ヨーガは、体重をかけて行うエクササイズの様式のひとつです。ヨーガの様々なポーズでは、安全で穏やかな方法で、体のいろいろな箇所に体重を分配しますが、それによって、やがて、より強い体を作り上げることになります。バランスを取るポーズや倒立は、例えば、片足、頭、両手などに体重をかけ、特に骨を強化するエクササイズです。また、体全体のバランスを改善し、熟年以後の世代の方の敏捷性も向上させます。バランスを取る力は、子供時代に獲得する運動神経の能力のなかで、最後に獲得するもののひとつですが、高齢になると、最初に失うもののひとつです。従って、定期的なヨーガの実践によって、年齢を重ねてもバランスを取る力を、できるだけ長く引き延ばすことは、大切なことです。

　ストレスも骨粗鬆症の大きな要因です。ストレスは血液を酸性にし、骨量の減少をもたらすことになります。呼吸法、瞑想、深いリラクゼーションは、ストレスを軽減し、血液のアルカリ度を高めて、精神の健康に素晴らしいものをもたらす、大変効果的なものです。

用語解説

アーサナ ヨーガのポーズ、字義は、「安定した、心地良いポーズ」。

アーナンダマヤ・コーシャ 無限の可能性の領域。

アンマ 蓄積された毒素、未消化の食物、体内の廃物。

ウジャーイの呼吸 そっと声門を収縮させて、喉の奥で静かないびきのような音を立てる呼吸のテクニック。

カパーラ・バーティ 呼吸 身体から不純物を除去する素早い横隔膜呼吸。

サヴァ・アーサナ 背中のリラクゼーション。実践で得たメリットを充分に吸収するための時間を身体に与えること。

スーリャ・ナマスカーラ 太陽礼拝のポーズ；呼吸に合わせて行う、14のアーサナが連動したダイナミックなシリーズ。

タッダ・アーサナ 再調整とバランスを教える立位の最初の姿勢。

ダンダ・アーサナ 杖のポーズ；座位で行うあらゆる前屈のための偏りのない座位の姿勢。

チャクラ エネルギーセンター、字義は、「車輪」。

ナーディ 全身を縦断する経路網を形成しているエネルギー経路；チャクラからエネルギーを放っている経路。

プラーナ エネルギー、命の力、中国語のchi：気：に相当する。

プラーナーヤマ リズミカルに呼吸をコントロールする呼吸のエクササイズ。字義は、「命の力の拡張」。

プラーナマヤ・コーシャ エネルギー体。

マノーマヤ・コーシャ 心体。

ヨーガ 団結。結合すること、あるいは、加わること；ひとつの対象に心を置き、そして、その本質に入り込むこと。

ヨーガ・ニドラ 深いリラクゼーション、あるいは「深い眠り」。アーサナのメリットを吸収できるようにする。

ヴィジュニャーナマヤ・コーシャ 意識

索引

あ

アーサナ
　アーサナ中の呼吸　14
　アーサナ中の集中　18
　アーサナと思考のパターン　17-18
　定義　13
　メリット　13-14
個々のアーサナも参照のこと。
アーナンダマヤ・コーシャ　17
アイアンガー, B.K.S　8, 25
あお向けで行う英雄のポーズ（スプタ・ヴィーラ・アーサナ）29, 80
あお向けで行う親指から足へのポーズ（スプタ・パーダングシュタ・アーサナ）38, 77
あお向けで行う体側のストレッチ（パリヴァールターナ・アーサナ）78
赤ちゃんの三角倒立（プラーナーマ・アーサナ）103
赤ちゃんを揺らすポーズ　83
足首を回す　51, 116
脚を伸ばしたひねりのポーズ（パリヴリッタ・パド・ウッターナ・アーサナ）68
頭の向きを変える　48
頭を膝につけるポーズ（ジャーヌ・シールシャ・アーサナ）30, 82
頭を回す　49, 116
安全性　14-15
アンナマヤ・コーシャ　17
アンマ　11
椅子を使うアーサナ　27, 31-33
痛み　14-15
偉大なヨーガの行者たち　8
イナゴのポーズ（サラバ・アーサナ）92
後ろに反るポーズ　89-97　個々のアーサナも参照のこと。
英雄のポーズ（ヴィーラ・アーサナ）79
エネルギー, プラーナ参照のこと。
おじぎのポーズ（ダヌーラ・アーサナ）94-95

か

開脚のポーズ（パド・ウッターナ・アーサナ）68
回復のポーズ　123-124
輝く頭蓋の呼吸　（カパーラ・バーティ）21
片足を胸に着ける（アルダ・スプタ・パヴァナ・ムクタ・アーサナ）76
肩立ちのポーズ（サールヴァーンガ・アーサナ）101, 102
片膝を横にする（スプタ・パヴァナ・ムクタ・アーサナ）76
肩を回す　50, 116
壁を使うアーサナ　27, 40-43
壁を使う倒立（アド・ムカ・ヴリクサ・アーサナ）41
壁を使う半倒立（アルダ・ヴリクサ・アーサナ）40
身体の層　17
軽い疾患のためのヨーガ　109-125
　足　113-114

関節痛　115-117
骨粗鬆症　125
心臓疾患　120-121
目　110-112
床に腰を降ろすことと立ち上がること　118-119
加齢
　拒否　7
　心と身体の柔軟性　8-9
　思考のパターン　16-18
　脊柱が示すこと　8
　プラーナ　8-9
　ヨーガと長寿　8, 109
関節炎のためのヨーガ　115-117
関節の健やかさ　47
完全なヨーガの呼吸（デーグハ・スヴァーサム）　22
木のポーズ（ヴリクサ・アーサナ）　32, 39, 73
胸郭上部と頸部を開く　44
胸郭, 脊柱, 脇腹を開く　44
強力なポーズ（ウトゥカタ・アーサナ）　64
靴職人の座のポーズ（バッダ・コーナ・アーサナ）　35, 84
首の側面ストレッチ　48
クリシュナマチャルヤ　8
鍬のポーズ（ハラ・アーサナ）　33, 102
賢者のポーズ（マリーチ・アーサナ）　80
倦怠感の緩和　124
月経　75
更年期　75, 109, 122-125
股関節を開く　75-86　個々のポーズも参照のこと。
呼吸
　アーサナ中の呼吸　14
　ウジャーイの呼吸　14
　プラーナーヤーマ　20-23
心
　倦怠感を克服するポーズ　124
　思考のパターン　16-18
　柔軟性　8-9
骨粗鬆症　125
子供のポーズ（シャンカ・アーサナ）　106
コブラのポーズ（ブジャムガ・アーサナ）　90
コレステロール　120

さ
魚のポーズ（マツヤ・アーサナ）　103
支えを使うアーサナ　25-45
　椅子　27, 31-33
　壁　27, 40-43
　長枕　26, 28-30
　バックアーチ　26, 44-45
　紐　26, 38-40
　ブロック　26, 34-35
　毛布　27, 36-37
サヴァ・アーサナ　37, 107
三角倒立（シールサ・アーサナ）　104-105
三角のポーズ（トリコーナ・アーサナ）　34, 65
座位で行う開脚のポーズ（ウパヴィシュタ・コーナ・アーサナ）　84

座位で行う前屈のポーズ（パシチマ・ウッターナ・アーサナ）　30, 38, 81
姿勢と消化　12
下を向く犬のポーズ（アドー・ムカ・スヴァーナ・アーサナ）　29, 32, 100
車輪のポーズ（アルダ・チャクラ・アーサナ）　97
食事　10-12, 116, 122, 123
神経浄化の呼吸（ナーディ・スッディ）　23
ジョイス, シュリ・パッタビ　11-12
脊柱
　後ろに反るポーズ　89-97
　年齢を表す　8
　配慮　15
背中の下部と骨盤を開く
戦士のポーズ（ヴィーラバドラ・アーサナ）　70-72
先生を探すこと　15
前屈（ウッターナ・アーサナ）　31, 63
前屈するポーズ（パールシュヴァ・ウッターナ・アーサナ）　69

た
体側を伸ばすストレッチ（パールシュヴァ・コーナ・アーサナ）　67
太陽礼拝のポーズ　スーリャ・ナマスカーラ　54-57
ダンダ・アーサナ　79
チャクラ　17
長寿　8
杖のポーズ（ダンダ・アーサナ）　79
つま先のストレッチ　114
テーブルのポーズ（プールヴァ・ウッターナ・アーサナ）　85
手首を回す　51, 116
デヴィ・インドラ　8
倒立のポーズ　99-105

な
ナーディ　17, 120
長枕を使うアーサナ　26, 28-30
長枕を使う靴職人のポーズ（スプタ・バッダ・コーナ・アーサナ）　28
猫のポーズ（マジャリ・アーサナ）52

は
橋のポーズ（セーツ・バンダ・アーサナ）　35, 96
半一イナゴのポーズ　91
半肩立ちのポーズ　45
半月のポーズ（アルダ・チャンドラ・アーサナ）　43, 66
半分おじぎするポーズ（アルダ・ダヌーラ・アーサナ）　94
半蓮華座のポーズ（アルダ・パドマ・アーサナ）　37
バックアーチを使うアーサナ　26, 44-45
肘を曲げる　51, 116
ひねりのポーズ（バーラ・ドヴァジャ・アーサナ）　31, 86
紐を使うアーサナ　26, 38-40
紐を使う牛の顔のポーズ（ゴームカ・アーサナ）　39
船のポーズ（ナーヴァ・アーサナ）　40
不眠症の緩和　125
ヴィシュヌ・ムドラ　23
ヴィジュニャーナマヤ・コーシャ　17

ブロックを使うアーサナ　26, 34-35
プラーナ
　関節をすこやかにする　47
　心身の柔軟性　8-9
　食べ物　10-22
　定義　8
　認識すること　9
プラーナマヤ・コーシャ　17
プラーナーヤーマ
　一般的なガイドライン　20
　心を落ち着かせる　22-23
　浄化　21
　定義　20
ホルモン生成の調節　75, 122, 124
ホルモン補充療法（HRT）123

ま
マノーマヤ・コーシャ　17
水　12
瞑想　87
眼のエクササイズ（ネートラ・ヴヤーヤーマム）　110-112
毛布を使うアーサナ　27, 36-37
毛布を使う肩立ちのポーズ（サラムバ・サールヴァーンガ・アーサナ）　36

や
優しい横ひねり　86
山のぽーず（タッダ・アーサナ）　60
床に腰を降ろすことと立ち上がること　118-119

ヨーガ
　安全性　14-15
　心の医術　8-9
　実践の時　15
　定義　8
　目的　18
　ヨーガと長寿　8, 109
　ライフスタイルとしてのヨーガ　8
ヨーガと心臓疾患　120-121
ヨーガの行者　8

ら
ライオンの呼吸（シンハ・アーサナ）　21
らくだのポーズ（ウストラ・アーサナ）　93
リズミカルな呼吸　22
立位の体側ストレッチ（ティヤカ・タッダ・アーサナ）　62
立位のポーズ　59-73　個々のポーズも参照のこと
両足を壁に着ける（ヴィパリータ・カラニ）42
両腕を上げる山のポーズ（ウールドヴァ・ハスタ・アーサナ）　61
両膝を胸に着ける（スプタ・パヴァナ・ムクタ・アーサナ）　76
リラクゼーションのポーズ　106-107

わ
鷲のポーズ（ガルダ・アーサナ）　53
鰐のポーズ　90

Ageless Yoga
40歳からのストレッチヨーガ

発　　行　2010年4月1日
発 行 者　平野 陽三
発 行 元　ガイアブックス
　　　　　〒169-0074 東京都新宿区北新宿3-14-8
　　　　　TEL.03(3366)1411　FAX.03(3366)3503
　　　　　http://www.gaiajapan.co.jp
発 売 元　産調出版株式会社

Copyright SUNCHOH SHUPPAN INC. JAPAN2010
ISBN978-4-88282-742-9 C2075

落丁本・乱丁本はお取り替えいたします。
本書を許可なく複製することは、かたくお断わりします。
Printed in Singapore

著　者：ジュリエット・ペグラム（Juliet Pegrum）
1984年以来ヨーガの修練を続け、1994年にシュリ・パタビ・ジョイス師より、師の築いたアシュタンガの体系を学び習得する。ニューヨーク、インド、チリで、成人や子供にヨーガを教え、実演のデモンストレーションも行っている。『ハタヨーガ』、『チルドレンズヨーガ』（いずれも産調出版）などの著書がある。

翻訳者：田嶋 怜（たじま れい）
実践女子大学大学院英文学専攻修了。その後、国際基督教大学大学院比較文化研究科に学び、大学で教える傍ら英仏2ヶ国語で翻訳に携わる。訳書に『バラの香り』『女性のためのアシュタンガ・ヨーガ』（産調出版）など。

※本書は、『エイジレスヨーガ』のペーパーバック版です。